Ratgeber Borderline-Persönlichkeitsstörung

Ratgeber Kinder- und Jugendpsychotherapie
Band 31

Ratgeber Borderline-Persönlichkeitsstörung

Dr. Anne Kristin von Auer, Prof. Dr. med. Michel Kaess

Die Reihe wird herausgegeben von:

Prof. Dr. Manfred Döpfner, Prof. Dr. Dr. Martin Holtmann,
Prof. Dr. Paul Plener

Die Reihe wurde begründet von:

Manfred Döpfner, Gerd Lehmkuhl, Franz Petermann

Anne Kristin von Auer
Michael Kaess

Ratgeber Borderline-Persönlichkeitsstörung

Informationen für Eltern
und weitere Bezugspersonen

hogrefe

Dr. Anne Kristin von Auer, geb. 1971. Von 2008–2012 und erneut seit 2019 leitende Psychologin in der Vorwerker Fachklinik für Kinder- und Jugendpsychiatrie, -psychotherapie und -psychosomatik in Lübeck. Zwischenzeitlich in eigener Praxis tätig. DBT-A-Therapeutin, -Trainerin und -Supervisorin.

Prof. Dr. med. Michel Kaess, geb. 1979. Seit 2017 Ordinarius und Direktor der Universitätsklinik für Kinder- und Jugendpsychiatrie und Psychotherapie in Bern (Universitäre Psychiatrische Dienste). Trainer für DBT-A.

Bibliografische Information der Deutschen Nationalbibliothek
Die Deutsche Nationalbibliothek verzeichnet diese Publikation in der Deutschen Nationalbibliografie; detaillierte bibliografische Daten sind im Internet über http://dnb.dnb.de abrufbar.

Hogrefe Verlag GmbH & Co. KG
Merkelstraße 3
37085 Göttingen
Deutschland
Tel. +49 551 999 50 0
Fax +49 551 999 50 111
info@hogrefe.de
www.hogrefe.de

Umschlagabbildung: © iStock.com by Getty Images / fizkes
Illustrationen: Klaus Gehrmann, Freiburg; www.klausgehrmann.net
Satz: Sabine Rosenfeldt, Hogrefe Verlag GmbH & Co. KG, Göttingen
Druck: mediaprint solutions GmbH, Paderborn
Printed in Germany
Auf säurefreiem Papier gedruckt

1. Auflage 2022

(E-Book-ISBN [PDF] 978-3-8409-2776-8; E-Book-ISBN [EPUB] 978-3-8444-2776-9)
ISBN 978-3-8017-2776-5
https://doi.org/10.1026/02776-000

Zielsetzung des Ratgebers

Dieser Ratgeber richtet sich speziell an Eltern von Jugendlichen mit Symptomen oder dem Vollbild einer Borderline-Persönlichkeitsstörung (BPS). Er soll eine knappe Übersicht über Symptomatik, Diagnosekriterien und Behandlungsmöglichkeiten liefern sowie Eltern ein mögliches Entstehungsmodell erläutern. Das Hauptziel dieses Ratgebers ist jedoch, Eltern konkrete Strategien zur Unterstützung von und zum Umgang mit ihrem betroffenen Kind an die Hand zu geben. Es handelt sich hierbei vor allem auch um Strategien im Umgang mit den eigenen Gefühlen.

Wie auch im Hauptband (von Auer & Kaess, 2022), den Leitlinien für Therapeutinnen und Therapeuten, haben wir uns dazu entschieden, einmal die weibliche und einmal die männliche Form zu nutzen, sowohl in Bezug auf die Patientinnen und Patienten als auch in Bezug auf Behandlerinnen und Behandler. Wir wollten den Text damit leichter lesbar machen und dennoch niemanden ausschließen.

Jugendliche mit einer BPS haben selbst sehr starke Gefühle und Schwierigkeiten, diese zu regulieren. Daher lösen sie in ihrem Umfeld und speziell bei Menschen, die eine enge Bindung zu ihnen haben, ebenfalls starke Gefühle aus. Diese Dynamik resultiert nicht selten in zunehmenden Konflikten und einer schlechteren Qualität der Eltern-Kind-Beziehung, was oftmals für beide Seiten, Kinder und Eltern, eine schwere Belastung darstellt. Eltern von Jugendlichen mit einer BPS müssen daher selbst lernen, ihre starken Gefühle zu regulieren und freundlich und fürsorglich mit sich selbst (und dann auch ihrem Kind) umzugehen. Dieser Ratgeber soll dazu beitragen, dass es den Eltern selbst besser geht und sie damit auch eher in der Lage sind, ihre Kinder gut zu unterstützen – ganz nach dem Motto „Ziehen Sie sich die Sauerstoffmaske zuerst auf, und helfen Sie dann erst den Kindern." Die in diesem Ratgeber aufgezeigten Strategien nennen wir sogenannte „Family-Skills", also Fertigkeiten für die ganze Familie. Die Family-Skills wurden von Alan Fruzzetti für Angehörige von Menschen mit BPS-Symptomen entwickelt und dienen der Selbstfürsorge und der verbesserten Interaktion innerhalb der Familie (Fruzzetti, 2006; Fruzzetti & Payne, 2015; Fruzzetti & Shenk, 2008; Fruzzetti, Shenk & Hoffmann, 2005; Fruzzetti & Worrall, 2010).

Dieser Ratgeber ist Bestandteil der Reihe „Leitfaden Kinder- und Jugendpsychotherapie“ und soll den entsprechenden Band von von Auer und Kaess (2022) ergänzen, der sich primär an Fachleute richtet.

Lübeck und Bern, Frühjahr 2022

Anne Kristin von Auer und
Michael Kaess

Inhaltsverzeichnis

1 Woran erkenne ich, dass mein Kind Symptome einer Borderline-Persönlichkeitsstörung zeigt?

Kennen Sie das?

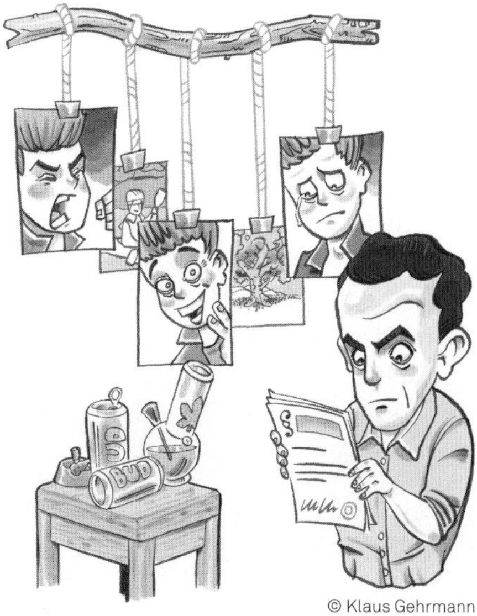

© Klaus Gehrmann

Sie haben ein hochsensibles, leicht verletzliches Kind. Ihr Kind lässt sich schnell aus der Ruhe bringen und macht sich viele Sorgen. Während andere Kinder bestimmten Situationen gelassen entgegensehen, ist Ihr Kind ängstlich, hat wenig Selbstvertrauen und große Angst, zu scheitern. Dinge, die andere Kinder „kaum jucken“, nimmt Ihr Kind sehr schwer und persönlich. Es ist emotional schnell beteiligt und kann sich schwer abgrenzen. Es reagiert dann emotional sehr stark und lässt sich schwer beruhigen. Alle Gefühle sind bei Ihrem Kind sehr intensiv, als hätte man einen Verstärkerregler vor alle Gefühle geschaltet, egal ob es angenehme oder unangenehme Gefühle sind. Die Gefühle Ihres Kindes sind sehr schwankend, können innerhalb von Minuten in eine andere Richtung kippen, und es ist von außen nicht nachvollziehbar, was die Veränderung ausgelöst hat. Ihre Versuche, Ihr Kind zu beruhigen, führen eher dazu, dass Ihr Kind sich noch mehr aufregt und sich von Ihnen nicht verstanden fühlt.

Ihr Kind passt vielleicht auch nicht gut auf sich auf, geht über seine Grenzen, begibt sich eventuell sogar in Gefahr und richtet sich mehr danach, was andere von ihm erwarten, als auf sich selbst zu hören. Vielleicht kann Ihr Kind auch schwer alleine sein. Um nicht alleine zu sein, tut es manchmal Dinge, die ihm schaden oder die für Sie nicht nachvollziehbar sind. Ihr Kind hat wenig Freunde. Wenn es Freundschaften hat, sind diese sehr intensiv, aber unbeständig. Ihr Kind geht ganz in der Freundschaft auf, die Freundschaft bedeutet alles. Dann jedoch kippt die Situation, Ihr Kind findet die andere oder den anderen doof und bricht die Freundschaft ab. Vielleicht zieht Ihr Kind sich auch eher ganz zurück und fühlt sich oft einsam.

Ist Ihr Kind in seinen Zielen und Entscheidungen sehr schwankend? Am einen Tag setzt es sich ein Ziel, das am nächsten Tag wieder verworfen wird? Oder seine Meinungen und Einstellungen ändern sich von Tag zu Tag – mehr, als Sie das von anderen Kindern in diesem Alter kennen? Wenn Sie Ihr Kind fragen, was es morgen tun will, sagt es, dass es das doch nicht sagen kann, weil es noch nicht weiß, wie es ihm morgen gehen wird?

Ist Ihr Kind impulsiv, läuft weg, isst mal zu viel und mal zu wenig, trinkt Alkohol oder nimmt Drogen, macht gefährliche Dinge, klaut, kann gar nicht mit seinem Taschengeld umgehen oder Ähnliches? Verletzt sich Ihr Kind selbst oder denkt es an Suizid? Haben Sie das Gefühl, Ihr Kind kann oft gar nicht sagen, was es fühlt oder fühlt sich über Tage oder Wochen leer? Hat Ihr Kind Wutausbrüche, die für Sie nicht nachvollziehbar sind? Ist Ihr Kind sehr misstrauisch und hat Zustände, in denen es kaum noch reagiert, scheinbar nicht von dieser Welt ist oder sich im Nachhinein nicht mehr erinnert, was es gesagt oder getan hat?

Je mehr dieser Themen Ihnen bekannt vorkommen, desto größer ist die Wahrscheinlichkeit, dass Ihr Kind an einer Borderline-Persönlichkeitsstörung (BPS) leidet und dringend (professionelle) Hilfe benötigt.

2 Wann gilt die Diagnose einer Borderline-Persönlichkeitsstörung und was bedeutet sie?

Wenn Sie ein Kind mit vielen der oben genannten Probleme haben, dann haben Sie vermutlich schon einmal von der Diagnose „emotional-instabile Persönlichkeitsstörung“ oder „Borderline-Persönlichkeitsstörung“ (BPS) gehört. Auch wenn Ihr Kind Symptome einer BPS zeigt, heißt das nicht unbedingt, dass es diese Diagnose erfüllt, aber es ist möglich.

Viele Jahrzehnte lang haben sich Kinder- und Jugendpsychiater und -psychotherapeuten darüber gestritten, wann man diese Diagnose geben kann und soll. Der größte Streitpunkt betraf das Mindestalter, ab dem man die Diagnose geben darf. Das offiziell in Deutschland gültige Diagnosesystem der Weltgesundheitsorganisation (WHO), die derzeit gültige 10. Auflage der „International Classification of Diseases“ (ICD-10) legt eine Diagnosestellung der BPS ab dem 16. Lebensjahr nahe. Es gibt jedoch die Möglichkeit, die Diagnose auch früher zu stellen, wenn die Symptomatik stark ausgeprägt ist, schon über einen Zeitraum von über einem Jahr besteht und davon auszugehen ist, dass es sich eher um einen langfristigen Verlauf handelt und die Symptomatik einen hohen Leidensdruck auslöst. Die ICD-10 wurde in den 1990er Jahren veröffentlicht, ihre Empfehlungen erhalten daher nicht immer den neuesten Stand der Wissenschaft, und es wurde in den letzten Jahren die 11. Auflage der ICD (ICD-11) entwickelt, die ab dem Jahr 2022 Gültigkeit haben wird. Hier wird das Alterskriterium zur Diagnose der BPS entfallen. Schon seit vielen Jahren empfehlen die deutschen Leitlinien der wissenschaftlichen Ärzteschaft die Diagnosestellung einer BPS ab dem 14. Lebensjahr.

Doch warum gab es eine jahrzehntelange Diskussion um die Diagnosestellung der BPS? Dies liegt zum großen Teil am Begriff „Persönlichkeitsstörung“, der sicherlich Ihnen als Eltern aber eben auch einer Vielzahl von professionellen Helferinnen, zunächst einmal Bauchschmerzen bereitet. Was heißt denn Persönlichkeitsstörung? Das klingt, als wäre mein Kind von Grund auf verkehrt. Ist das so?

Ganz sicher nicht! Als Persönlichkeit bezeichnen wir die Summe der für einen Menschen charakteristischen Fühl-, Denk- und Verhaltensmuster, die unser „Selbst“ sowie unsere „Beziehungen“ beeinflussen und in großen Teilen ausmachen. So ist z. B. die oben im Detail beschriebene emotionale Verletzlichkeit ein wesentliches Persönlichkeitsmerkmal, welches nicht unbedingt „Krankheitswert" hat. Wenn Persönlichkeitsmerkmale aber so stark ausgeprägt sind, dass sie für die Betroffenen wenig beherrschbar sind, andauernd und situationsübergreifend sehr viel Raum im Leben einnehmen und immer wieder zu großem Leid und Funktionseinschränkungen (Beeinträchtigungen) führen, dann sprechen wir von einer „Persönlichkeitsstörung" oder zumindest von Symptomen einer solchen.

Merke

Eine Persönlichkeitsstörung heißt nicht, dass ein Mensch von Grund auf „falsch" ist. Es bedeutet lediglich, dass bestimmte Persönlichkeitsmerkmale sehr stark und unflexibel ausgeprägt sind, sodass dadurch Leid und Funktionseinschränkungen entstehen.

Um also die Diagnose einer BPS vergeben zu können, ist es notwendig, dass bei dem betroffenen jungen Menschen eine andauernde Beeinträchtigung der Persönlichkeitsfunktionen (vor allem im „Selbst" und in seinen Beziehungen) vorliegt. Hinzu kommen konkrete Symptome der BPS, die bereits im US-amerikanischen Klassifikationssystem beschrieben sind und ab 2022 auch laut ICD-11 ihre Gültigkeit haben werden (vgl. die Auflistung im Kasten). Für die Diagnose der BPS müssen fünf von folgenden neun Kriterien erfüllt sein.

Kriterien für die Diagnose der Borderline-Persönlichkeitsstörung (BPS)

1. Starke Verlustängste, die dazu führen, dass jemand durch extreme Verhaltensweisen versucht, die andere Person zu halten. (Suizidalität wird an dieser Stelle nicht gezählt.)
2. Intensive und instabile zwischenmenschliche Beziehungen, die durch ein extremes Auf und Ab gekennzeichnet sind.
3. Starke Stimmungsschwankungen.
4. Eine starke Identitätsunsicherheit, die dadurch gekennzeichnet ist, dass sich Ziele und Einstellungen schnell und teilweise auch stimmungsabhängig verändern und es der Person sehr schwerfällt, sich selbst einzuschätzen.

5. Eine hohe Impulsivität, die sich z.B. durch Weglaufen, Alkohol- und Drogenkonsum, ein impulsives Essverhalten, Risikoverhalten, riskantes Autofahren und riskantes sexuelles Verhalten zeigt. Es sollten mindestens drei verschiedene impulsive Verhaltensweisen beschrieben werden.
6. Selbstverletzendes Verhalten und/oder Suizidalität.
7. Ein chronisches Gefühl innerer Leere.
8. Wutausbrüche auf „kleine" Auslöser, die für die betroffene Person unkontrollierbar scheinen.
9. Stressabhängige paranoide oder dissoziative Phänomene. Hiermit ist gemeint, dass die Person, wenn sie unter Stress steht, manchmal Stimmen hört, sich die Wahrnehmung verändert, sie sich nicht mehr in ihrem Körper fühlt oder Sinnesreize nicht mehr wahrnimmt. Es kann auch sein, dass sie sich an Dinge, die sie getan hat oder die passiert sind, nicht erinnert oder im Extremfall in bestimmten Situationen gar nicht mehr ansprechbar ist.

Warum hat man sich nun so lange mit der Diagnose der BPS im Jugendalter schwergetan? Das liegt daran, dass man über Jahrzehnte, vor allem aufgrund von mangelndem Wissen und Daten, von verschiedenen *Fehlannahmen* ausgegangen ist, die leider bis heute noch häufig anzutreffen sind. Diese Fehlannahmen möchten wir Ihnen kurz vorstellen und sie aber auch umgehend korrigieren! Um einen guten und auch hoffnungsvollen Umgang mit der BPS Ihres Kindes zu finden, benötigen Sie ein gutes Verständnis davon, was eine BPS bedeutet und was aber auch nicht.

Fehlannahmen und deren Korrekturen in Bezug auf die BPS im Jugendalter

1. **Annahme:** Symptome einer BPS (z.B. instabile Gefühle, Ziellosigkeit) sind einfach nur ausgeprägte Merkmale der Pubertät und haben keinen Krankheitswert.
   Korrektur: Studien der letzten 20 Jahre konnten klar zeigen, dass die Symptome einer BPS bei Jugendlichen sehr gut von typischen Merkmalen der Pubertät oder Adoleszenz unterschieden werden können. Symptome der BPS gehen (sogar im Vergleich mit anderen psychischen Erkrankungen des Jugendalters) mit einem hohen Leidensdruck und mit erheblichen Risiken für die zukünftige Entwicklung einher. In der Tat ist es im Jugendalter nicht immer ganz einfach, die Entscheidung darüber zu treffen, wann ein junger

Mensch die Diagnosekriterien einer BPS erfüllt und wann nicht. Natürlich muss bedacht werden, dass das Auftreten bestimmter Phänomene im Jugendalter relativ normal ist, wie z.B. eine gewisse Identitätsunsicherheit und Stimmungsschwankungen in einem gewissen Umfang. Auf der anderen Seite sagen viele Eltern, dass sie doch sehr deutlich erkennen, dass diese Phänomene bei ihrem Kind stärker ausgeprägt sind als bei anderen, und ein hoher Leidensdruck bei allen entsteht. Sie als Eltern können vermutlich am besten einschätzen, ob Ihr Kind Hilfe benötigt. Aber auch professionelle Helfer können diese Abgrenzung in der Regel – vor allem mit einer spezifischen Ausbildung – sehr gut vornehmen.

2. **Annahme:** Im Jugendalter entwickelt sich die Persönlichkeit noch. Daher kann man noch nicht von einer stabilen Persönlichkeit sprechen und hier auch keine Erkrankung diagnostizieren.
   Korrektur: Die Persönlichkeit entwickelt sich nicht nur im Jugendalter, sondern über die gesamte Lebensspanne hinweg. Dies ist inzwischen durch unzählige Längsschnittstudien erwiesen. Unsere Persönlichkeit ist also nicht stabil, sie ist in gewissem Umfang immer veränderbar. Stellen Sie sich das analog einer bestimmten, vielleicht etwas negativen Eigenschaft vor, die für sie charakteristisch ist: Es erfordert Mühe und Zeit, an dieser zu arbeiten, aber es ist möglich. Sie können Dinge an sich ändern. Das ist es, was Persönlichkeit ausmacht: Sie ist etwas schwerfällig in der Veränderung, aber sie ist nicht unveränderbar!
3. **Annahme:** Die BPS ist eine unheilbare Lebenszeitdiagnose, die man jungen Menschen ersparen möchte.
   Korrektur: Hier kommt tatsächlich die *wichtigste Aussage* dieses Kapitels. Sie ist auf viele wissenschaftliche Erkenntnisse der letzten Jahre gestützt: Die BPS ist behandelbar! Man kann sie durch die richtigen Therapien sogar ziemlich gut behandeln und damit den akuten Leidensdruck sowie die Prognose der betroffenen Menschen erheblich verbessern. Und noch etwas: Es gibt deutliche Hinweise darauf, dass eine möglichst frühe Therapie der BPS mit einem günstigeren Behandlungsverlauf und -ergebnis einhergeht. Daher ist heute das erklärte Ziel, Symptome einer BPS bereits im frühen Jugendalter zielsicher zu erkennen und zu behandeln. Und hierbei spielen Sie als Eltern eine ganz besonders wichtige Rolle!

Die auf wissenschaftlichen Erkenntnissen beruhende Korrektur dieser Fehlannahmen hat die Sicht auf die BPS in den letzten zwei Jahrzehnten entscheidend verändert. Natürlich sollte Ihr Kind Hilfe bekommen, ganz unabhängig davon, ob es die Diagnose einer BPS erhält oder nicht. Manchmal ist es aber für Eltern und Kind eine Entlastung, die Diagnose zu erhalten und damit eine Erklärung für bestimmte Phänomene und Probleme zu haben. Besonders wichtig aber ist, dass die Diagnose wahrscheinlich hilft, eine passende und auf die besondere Symptomatik ausgerichtete Behandlung zu finden.

Merke

Die BPS ist besonders im Jugendalter gut behandelbar. Eine frühzeitige Diagnostik erhöht die Wahrscheinlichkeit, dass ein junger Mensch auch so schnell wie möglich die bestmögliche Therapie erhält.

Tatsächlich birgt die Diagnose einer BPS, je nachdem, wie mit ihr umgegangen wird, auch die Gefahr einer Stigmatisierung. Bis heute kommt es immer wieder vor, dass Therapeutinnen die Behandlung junger Menschen gerade aufgrund dieser Diagnose ablehnen. Dies ist bedauerlich, denn es ist letztlich nur noch der schlechte Ruf der Diagnose, der Menschen davon abhält, eine Behandlung zu übernehmen. Es spricht nichts dagegen, heutzutage die Diagnose einer BPS zu stellen, wenn man sich darüber klar ist, dass die Diagnose den aktuellen Zustand widerspiegelt, der durch Zeit und Therapie durchaus beeinflussbar ist. Leider ist diese Art der Betrachtung gerade unter professionellen Helferinnen noch nicht ausreichend verbreitet. Sprechen Sie also mit Ihrem Helfersystem über die Frage nach der Diagnose und bedenken Sie gemeinsam, welche Konsequenzen die Diagnosestellung hätte. Bedenken Sie aber auch, dass professionelle Helferinnen, die starke Vorurteile gegenüber der Symptomatik Ihres Kindes aufweisen, vielleicht nicht die beste Expertise auf dem Gebiet haben.

Im weiteren Verlauf werden wir von Jugendlichen mit BPS sprechen. Egal, ob Ihr Kind die Diagnosekriterien für eine BPS erfüllt oder nur einige Symptome davon aufweist. Die wesentlichen Symptome werden Sie sicherlich kennen, sonst hätten Sie sich diesen Ratgeber wahrscheinlich nicht gekauft. ☺

3 Das bio-soziale Modell

Wie bei der Entstehung aller psychischer Erkrankungen, geht man auch bei der BPS davon aus, dass die Erkrankung sowohl durch biologische als auch durch Umweltfaktoren beeinflusst wird. Nur das ungünstige Zusammentreffen beider Faktoren führt zu einer Beeinträchtigung mit Krankheitswert.

a) Der biologische Teil

Wir alle kommen mit einem unterschiedlichen Temperament zur Welt. Der eine Mensch ist gelassen und lässt sich nicht so schnell aus der Ruhe bringen, ein anderer Mensch ist emotional verletzlich, gerät schneller in Stress und lässt die Dinge emotional näher an sich herankommen. Es gibt also emotional stark verletzliche oder weniger verletzliche Menschen. Stellen Sie sich folgende Situation vor:

Beispiel

Peter ist ein emotional durchschnittlich verletzliches Kind. Peter geht in die Schule und sein emotionales Erregungsniveau ist niedrig. Der Englischunterricht beginnt, der Lehrer fragt die Englischvokabeln ab, und Peter hat nicht gelernt. Während der Lehrer überlegt, wen er heute abfragt, steigt Peters Erregungsniveau deutlich an. Als der Lehrer jedoch einen anderen Namen nennt, ist Peter sehr erleichtert, und sein Erregungsniveau sinkt sofort wieder ab. In der Pause hat Peter einen Streit mit seinem Freund Fritz. Peters Erregungsniveau steigt erneut an. Die beiden können den Konflikt jedoch schnell lösen, und Peters Erregungsniveau sinkt wieder ab. Er geht mit einem niedrigen Erregungsniveau nach Hause. Fritz jedoch ist ein emotional verletzliches Kind. Auch Fritz hat keine Vokabeln gelernt. Er geht schon mit einem höheren Erregungsniveau zur Schule, weil er sich Sorgen macht, was dort heute passiert. Im Englischunterricht steigt sein Erregungsniveau steil an als der Lehrer ankündigt, die Vokabeln abzufragen. Obwohl auch Fritz nicht drangenommen wird, bleibt sein Erregungsniveau noch hoch. Es fällt nur ganz langsam ab. Als dann der Streit mit Peter entsteht, steigt sein Erregungsniveau noch weiter. Obwohl der Konflikt geklärt wird, geht Fritz mit einem erhöhten Erregungsniveau nach Hause.

Ein emotional verletzliches Kind zeichnet sich also durch drei Komponenten aus (vgl. auch Abbildung 1 auf Seite 20):

- Es reagiert schon auf kleinere Auslöser mit einem Erregungsanstieg.
- Der Anstieg in der Erregungskurve verläuft viel steiler.
- Auch wenn die auslösende Situation vorbei ist, braucht das Erregungsniveau sehr viel länger, um zum Ausgangsniveau zurückzufinden.

Diese Kombination führt dazu, dass ein emotional verletzliches Kind häufig und lange in Anspannungszustände gerät, die es nicht gut regulieren kann.

Merke

Die BPS zeichnet sich durch ein ausgeprägtes Maß an emotionaler Instabilität aus! Das bedeutet, dass bei Ihrem Kind starke Gefühle leichter, schneller und anhaltender durch Stressoren ausgelöst werden.

Tatsächlich erbringen eine zunehmende Anzahl von Forschungsergebnissen aus dem Bereich der Neurowissenschaften Hinweise für biologische Faktoren in der Entstehung der BPS. Im Folgenden möchten wir Ihnen zwei Beispiele geben:

- In den letzten Jahren konnte man zeigen, dass eine Gehirnstruktur, die für die Entstehung von Emotionen zuständig ist – man nennt diese die „Amygdala" – bei Menschen mit BPS deutlich stärker reagiert als bei gesunden Menschen. Dies bedeutet, dass Menschen mit BPS bereits bei kleinen Reizen eine sehr starke Aktivierung dieser emotionsgenerierenden Hirnregion zeigen, was wiederum die starke emotionale Reaktivität erklärt.
- Ein weiterer relativ gut untersuchter Befund betrifft das sogenannte autonome Nervensystem und hier vor allem die Aktivität des sogenannten Nervus vagus (der Nerv, der für den parasympathischen Anteil des autonomen Nervensystems zuständig ist). Die Aktivität dieses Nervus vagus ist bei Menschen mit BPS deutlich reduziert, und es ist der Nervus vagus, der beim Menschen vor allem für Erholung und Ruhe zuständig ist. Das heißt, dass Menschen mit einer reduzierten vagalen Aktivität schwer zur Ruhe kommen und ihr Erregungsniveau durchgängig erhöht ist.

Weitere biologische Befunde, die wahrscheinlich mit der Entstehung der BPS in Zusammenhang stehen, sind Veränderungen in der Funktion des Frontalhirns (dem Teil des Gehirns, das für die Kontrolle von Emotionen und Handlungen zuständig ist), der Hypothalamus-Hypophysen-Nebennieren-Achse (einem ganz wichtigen Stressantwortsystem des menschlichen Körpers mit dem Endprodukt Kortisol) oder dem Schmerzverarbeitungssystem. Besonders wichtig sind aber auch erste Befunde, die biologische Veränderungen und Normalisierungen durch erfolgreiche Therapien der BPS zeigen. Es kann und muss also davon ausgegangen werden, dass die biologischen Grundlagen der BPS durch eine Therapie veränderbar sind.

b) Der Umwelt-Anteil

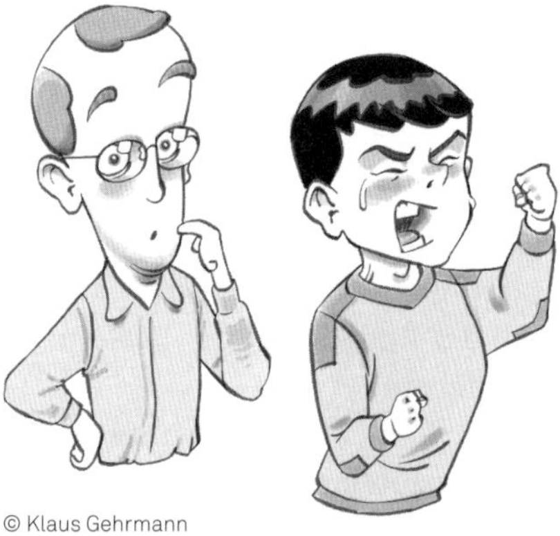

© Klaus Gehrmann

Ein emotional-verletzliches Kind benötigt sehr viel mehr Unterstützung im Umgang mit seinen Gefühlen als ein weniger verletzliches Kind. Ist ein Kind jedoch sehr emotional und dies ist für das Umfeld schwer nachvollziehbar, dann reagiert das Umfeld oft eher beschwichtigend. Das ist sehr nachvollziehbar. Das Umfeld möchte dem Kind gern vermitteln, dass es keinen Grund hat, sich so viele Sorgen zu machen oder sich aufzuregen. Das ist vom Umfeld gut gemeint. Leider bewirkt dieses Vorgehen jedoch bei emotional-verletzlichen Menschen das Gegenteil. Stellen Sie sich vor, Sie haben gerade ein sehr starkes Gefühl, Sie machen sich z. B. große Sorgen, Ihrem Kind könnte etwas zugestoßen sein. Und stellen Sie sich nun vor, ein guter Freund möchte Sie gern beruhigen und sagt: „Nun komm. Da wird schon nichts passiert sein. Du bist ja schon manchmal etwas überempfindlich – und meistens ohne Grund. ...“ Wie fühlen Sie sich dann? Genau, vermutlich fühlen Sie sich unverstanden und in Ihrer Sorge nicht ernst genommen. Das führt vermutlich nicht dazu, dass die Sorgen weniger werden. Eventuell müssen Sie sich selbst und dem anderen sogar noch mehr beweisen, dass Sie ein Recht auf Ihre Sorgen haben. Oder Sie haben Ihre Sorgen weiter und fühlen sich jetzt auch noch zusätzlich schlecht dafür, dass Sie diese Sorgen haben. Von Ihrem Freund ist es gut gemeint, es hilft Ihnen jedoch nicht weiter, oder? Was müsste Ihr Freund sagen, damit Sie sich besser fühlen? Was wäre, wenn er sagt: „Das ist ja wirklich eine schwierige Situation. Ich kann gut verstehen, dass du dir Sorgen machst"? Das würde Ihre Sorgen auch nicht geringer machen, das stimmt. Sie würden sich aber vermutlich verstanden und damit eventuell auch weniger alleine fühlen. Das würde möglicherweise dazu führen, dass Sie mit Ihren Sorgen besser umgehen oder sie besser aushalten könnten.

An dieser Stelle möchten wir die Begriffe **Validierung** und **Invalidierung** einführen. Beide Begriffe wurden aus dem Amerikanischen übernommen, weil wir keine wirklich gut passende Übersetzung gefunden haben.

- Mit **Validierung** ist gemeint, dass ich der anderen Person vermittle, dass ihre Gefühle, ihre Gedanken oder ihr Verhalten für mich nachvollziehbar sind. Ich erkenne die Gefühle, Gedanken oder das Verhalten als valide – also als gültig – an. Das heißt nicht, dass ich das Gleiche empfinde oder tun würde. Ich kann aber verstehen, dass die andere Person so empfindet. Vielleicht kann ich dies nur verstehen, weil ich die Lebensgeschichte und Erfahrungen der Person kenne oder eben, weil ich weiß, dass sie ein verletzlicher Mensch ist, der sich viel zu Herzen nimmt.
- **Invalidierung** bedeutet, der anderen Person zu vermitteln, dass ich ihre Gefühle, Gedanken oder ihr Verhalten als nicht gültig anerkenne. Ich vermittle ihr, dass sie „sich anstellt" oder überreagiert oder keinen Grund hat, so zu empfinden, wie sie empfindet. Dies ist in der Regel nicht böse gemeint. Gerade wenn ich jedoch besonders starke Gefühle habe, führt Invalidierung zu einer starken Verunsicherung. Ich beginne, meine Gefühle und meine Person infrage zu stellen.

Diese beiden Faktoren können sich gegenseitig sehr ungünstig beeinflussen (vgl. Abbildung 1 auf Seite 20). Wenn Sie ein stark emotionales Kind haben, wird dieses teilweise auf eine Art und Weise reagieren, die für Sie und auch für andere Menschen im Umfeld (z. B. Großeltern, Lehrkräfte, Mitschüler) schwer nachvollziehbar ist. Es ist menschlich und nachvollziehbar, dass Sie oder andere Menschen im Umfeld Ihres Kindes die starken Gefühle Ihres Kindes relativieren wollen. Vermutlich werden die Gefühle dadurch jedoch invalidiert. Ihr Kind erfährt damit eine immer größere Verunsicherung bezüglich seiner Gefühle. Es denkt dann z. B.: „Meine Gefühle sind komisch. Ich fühle anders als alle anderen Menschen. Ich bin komisch. Ich sollte nicht so fühlen ..." Damit lernt es jedoch nicht, mit seinen Gefühlen umzugehen. Es kämpft ständig gegen seine Gefühle. Dadurch wiederum entstehen Probleme in der Gefühlsregulation und langfristig auch in der Entwicklung der Identität und der zwischenmenschlichen Beziehungen, wie sie für Persönlichkeitsstörungen charakteristisch sind.

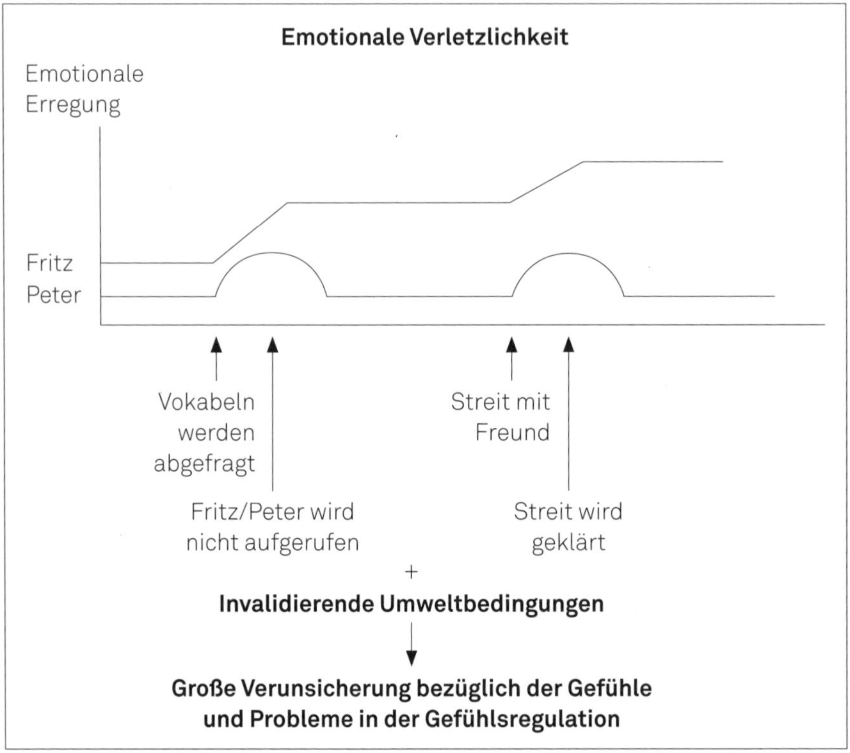

Abbildung 1: Bio-soziales Modell (in Anlehnung an von Auer & Bohus, 2017, S. 39)

Ihr Kind benötigt von Ihnen also sehr viel Validierung, vor allem in Bezug auf seine Gefühle. Das ist aber besonders schwer, wenn man selbst ein ganz anderes Temperament hat und die Gefühle seines Kindes schwer nachvollziehen kann. Auch wenn man ein ähnliches Temperament hat und selbst emotional verletzlich ist, kann es in Situationen, in denen beide gerade emotional erregt sind, schwer sein, die Gefühle der anderen Person zu validieren. Vielleicht haben Sie selbst auch die Erfahrung gemacht, sich in Bezug auf Ihre Gefühle invalidiert zu fühlen?

Es kann sein, dass Ihr Kind noch massivere Erfahrungen gemacht hat: sexuelle oder körperliche Gewalt, Mobbing, Demütigungen oder Ähnliches. Diese Erfahrungen sind eine massive Form der Invalidierung, die verständlicherweise auch zu einer großen Verunsicherung bzgl. der eigenen Gefühle führt und umso stärker erfordert, dass Ihr Kind professionelle Hilfe bekommt.

4 Das transaktionale Modell

Nun haben Sie vielleicht schon etwas besser verstanden, wie die Probleme Ihres Kindes möglicherweise entstanden sind. Um noch besser überblicken zu können, wie sich – möglicherweise – nun Ihr Verhalten und das Ihres Kindes gegenseitig beeinflussen, und welche Möglichkeiten Sie haben, aus diesem Kreislauf auszusteigen, möchten wir Ihnen das transaktionale Modell in Anlehnung an Fruzzetti vorstellen (Fruzzetti, Shenk & Hoffmann, 2005; Fruzzetti & Worrall, 2010; vgl. Abbildung 2).

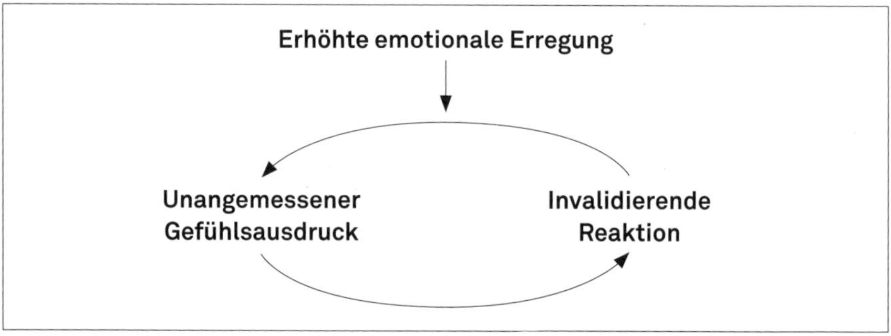

Abbildung 2: Transaktionales Modell

Stellen Sie sich vor, es kommt zu folgendem Ereignis, welches in Ihrem Kind eine emotionale Reaktion auslöst:

Beispiel

Sie haben erfahren, dass Sie morgen länger arbeiten müssen, und können daher nicht mit Ihrer Tochter ins Kino gehen, wie eigentlich verabredet. Nun sagen Sie dies Ihrer Tochter. Ihre Tochter ist aufgrund ihrer biologischen Veranlagung emotional verletzlich, und sie ist in ihrem Leben häufig invalidiert worden. Wenn sie von Ihnen hört, dass Sie morgen nicht mit ihr ins Kino gehen werden, wird sie Ihre Aussage sehr schnell bewerten. Das tun wir alle. Wie die Bewertungen ausfallen, ist jedoch von unserer emotionalen Verletzlichkeit und unseren Erfahrungen abhängig. Hat Ihre Tochter eine BPS, wird sie vermutlich auf eine Art und Weise bewerten, die nicht sehr günstig ist. Sie wird z. B. denken: „Das war doch klar. Immer geht die Arbeit vor. Ich bin überhaupt nicht wichtig. Ich bin meinen Eltern doch sowieso egal!“. Durch diese Art der Bewertung wird die emotionale Erregung sofort steigen. Das wiederum führt dazu, dass die Bewertungen vermutlich noch extremer werden: „Ich war meinen Eltern noch nie wichtig. Besser ich wäre gar nicht da. Die sollen mich doch alle in Ruhe lassen!“ Diese Bewertungen und die hohe emotionale Erregung führen nun dazu, dass Ihre Tochter Ihnen nicht angemessen von ihren Gefühlen berichtet. So wird sie vermutlich nicht freundlich zu Ihnen sagen: „Ich bin jetzt ganz schön enttäuscht und habe das Gefühl, ich bin dir gar nicht wichtig.“ Würde sie dies tun, könnten Sie darauf reagieren: „Ja, ich kann mir vorstellen, dass du enttäuscht bist. Ehrlich gesagt, bin ich auch enttäuscht. Ich hatte mich nämlich auch auf das Kino mit dir gefreut. Und nein, das ist nicht wahr. Du bist mir sehr wichtig. Und ich möchte den Kinobesuch mit dir auf jeden Fall am Wochenende nachholen.“ Vielleicht wäre dann nicht alles wieder gut gewesen, aber sie hätten gemeinsam eine Chance gehabt, die Situation zu besprechen. In einem solchen Fall hätte Ihre Tochter ihre Gefühle angemessen ausgedrückt und Sie hätten diese validieren können. Wahrscheinlicher ist jedoch, dass Ihre Tochter Sie in aufgebrachtem Ton anfährt: „Dann geh doch zu deiner Scheißarbeit. Du bist doch eh nie da. Ich will sowieso nicht mit dir ins Kino. Ich geh lieber mit meinen Freundinnen, mit dir ist es eh blöd!“ Sind Sie nun ein Meister oder eine Meisterin darin, sich selbst gut zu regulieren, die Dinge nicht persönlich zu nehmen und zu erkennen, welche Gefühle hier hinter dem ausgedrückten Ärger stehen, können Sie Ihre Tochter möglicherweise auch in dieser Situation validieren, was die Situation vermutlich entspannen wird. Menschlich ist jedoch, dass Sie sich angegriffen, verletzt und ungerecht behandelt fühlen. Das ist ja auch das, was Ihre Tochter in diesem Moment tut. Wahrscheinlich ist, dass Sie dann auch ärgerlich reagieren und sagen: „Na gut. Dann geh doch mit deinen Freundinnen. Ich muss auch nicht mit einer pubertierenden Jugendlichen ins Kino gehen, das ist mir sowieso zu anstrengend.“ Damit haben Sie nun Ihre Tochter invalidiert, was dazu führt, dass die emotionale Erregung Ihrer Tochter steigt, und Sie beide sich in einem Teufelskreis befinden. Der Tag ist vermutlich für Sie beide nun „gelaufen“.

Eine invalidierende Reaktion von Ihrer Seite wird dann umso wahrscheinlicher, wenn auch Sie aktuell emotional verletzlich sind, vielleicht weil Sie sich selbst über Ihre Chefin geärgert haben und vielleicht auch, weil Sie schon befürchtet haben, dass Ihre Tochter so reagiert. Vielleicht haben Sie mit Ihrer Tochter oder auch mit anderen Menschen schon viele ähnliche Situationen erlebt, in denen Sie verletzt und invalidiert wurden. Dies führt dazu, dass auch Ihre Erregung möglicherweise schon höher ist, wenn Sie an einem solchen Tag nach Hause kommen.

Beispiel: Die Lösung

Sind Sie ein ausgeglichener Mensch und hatten bis dahin einen guten Tag, und Sie haben zudem selbst nicht allzu häufig Invalidierungen erlebt, so gelingt es Ihnen möglicherweise, obwohl Ihre Tochter Sie anfährt, zu sagen: „Ich weiß, dass du jetzt enttäuscht bist. Ich bin auch enttäuscht. Aber wenn du so mit mir sprichst, verletzt mich das, und ich möchte das so nicht. Ich habe mir das wirklich nicht gewünscht, dass ich morgen länger arbeiten muss. Ich möchte viel lieber mit dir ins Kino gehen. Ehrlich!" In diesem Fall hätten Sie erkannt, dass hinter dem Ärger Ihrer Tochter ein anderes Gefühl steckt – die Enttäuschung. Dieses Gefühl hätten Sie validiert. Ihre eigenen Gefühle hätten Sie angemessen ausgedrückt. Es kann nicht von Ihnen erwartet werden, dass Sie so reagieren. Wenn es Ihnen aber gelänge, hätten Sie eine größere Chance, die Situation zu klären. Damit würde es dann Ihnen und Ihrer Tochter besser gehen. Vielleicht würde es Ihrer Tochter sogar gelingen – vielleicht nicht gleich, aber etwas später – Sie zu validieren: „Eigentlich weiß ich ja, dass du das nicht extra machst. Tut mir leid. Ich war nur so enttäuscht."

Damit eine solche Reaktion in einer solch schwierigen Situation gelingt, benötigen Sie jedoch viele „Family-Skills", die wir Ihnen in den nächsten Kapiteln näherbringen möchten. Sie brauchen außerdem sehr viel Geduld, vor allem mit sich selbst. Und Sie müssen üben, üben, üben. Es ist also anstrengend, könnte sich aber für Sie (und Ihr Kind) lohnen. ☺

Die zentrale Aussage des transaktionalen Modelles ist folgende: Wenn Sie es schaffen, sich zu regulieren und Ihre Gefühle angemessen auszudrücken, ist die Wahrscheinlichkeit höher, dass auch Sie (irgendwann) validiert werden. Wenn Sie es schaffen, die primären Gefühle Ihres Kindes zu validieren, ist es wahrscheinlicher, dass Ihr Kind auf Dauer lernt, seine Gefühle angemessen auszudrücken. Da ein angemessener Gefühlsausdruck und Validierung dann eher gelingen, wenn Ihre emotionale Erregung niedriger ist, benötigen Sie Strategien, die Ihnen dabei helfen, die eigene emotionale Erregung zu verringern (vgl. Abbildung 3). Welche Möglichkeiten es hierzu gibt, lesen Sie in Kapitel 6.5. Am besten ist natürlich, wenn auch Ihr Kind lernt, seine emotionale Erregung zu verringern und seine Gefühle angemessen auszudrücken. Dies sollte es in der Therapie lernen.

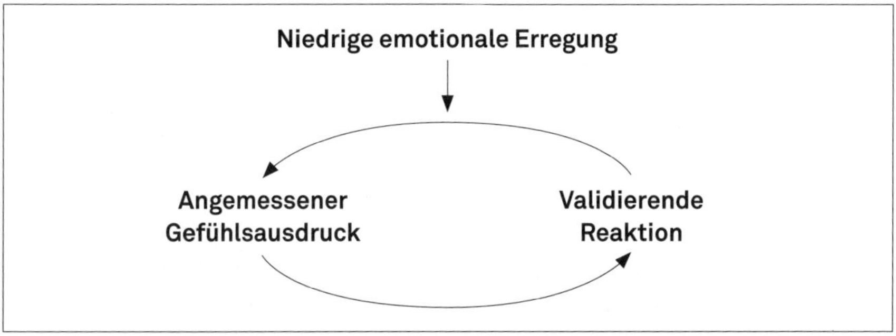

Abbildung 3: Transaktionales Modell – Die Lösung

5 Welche Hilfen gibt es für mein Kind?

Sollten die Symptome Ihres Kindes noch nicht sehr stark ausgeprägt sein, so kann es ausreichen, wenn Sie sich an eine Erziehungsberatungsstelle wenden oder das Jugendamt um Hilfe zur Erziehung bitten. Ist die Symptomatik jedoch stärker ausgeprägt, sollten Sie eine Kinder- und Jugendlichenpsychotherapeutin oder eine Kinder- und Jugendpsychiaterin aufsuchen. Hinter der ersten Berufsbezeichnung verbergen sich in der Regel Psychologinnen oder Pädagoginnen, die eine Therapieausbildung gemacht haben. Im zweiten Fall sind es Ärztinnen, die ebenso im Bereich der Psychotherapie ausgebildet sind, bei Bedarf aber noch medikamentöse Behandlungen vornehmen können.

Leider sind die Plätze bei all diesen Berufsgruppen stark begrenzt und es gibt fast überall lange Wartezeiten. Lassen Sie Ihr Kind daher rechtzeitig auf entsprechende Wartelisten setzen. Die meisten Kinder- und Jugendlichenpsychotherapeuten bieten eine psychotherapeutische Sprechstunde an, in der Sie sich gemeinsam mit Ihrem Kind beraten lassen können. Dort können Sie eventuell schon herausfinden, ob dies die passende Praxis für Ihr Kind ist. Falls es zu einer Behandlung kommt, werden Ihrem Kind regelmäßige Termine angeboten, zu denen Sie in größeren Abständen hinzugezogen werden sollten. Sie können sich auch an einen Kinder- und Jugendpsychiater wenden. Manche dieser Praxen haben auch ein gruppentherapeutisches Angebot. Außerdem sind sie die Experten, wenn es um die Verschreibung von Psychopharmaka – also Medikamenten, die sich auf die Psyche auswirken – geht. Sie können sich an eine kinder- und jugendpsychiatrische Praxis oder auch an eine Institutsambulanz einer Klinik für Kinder- und Jugendpsychiatrie wenden, um sich über den weiteren Verlauf beraten zu lassen. In der Regel findet dort eine Diagnostik statt, um zu klären, was Ihr Kind benötigt, und Sie erhalten dann eine entsprechende Empfehlung. Es kann jedoch gut sein, dass Ihnen auch dort empfohlen wird, einen Kinder- und Jugendlichenpsychotherapeuten aufzusuchen. Eine weitere Möglichkeit ist, sich an ein Ausbildungsinstitut für Kinder- und Jugendlichenpsychotherapeuten zu wenden. Hier werden regelmäßig Termine für Psychotherapie angeboten. Oft bekommt man an einem solchen Ausbildungsinstitut schneller einen Platz. Die Therapeuten sind zwar weniger erfahren, dafür aber in der Regel sehr engagiert. Außerdem werden Sie durch einen erfahrenen Therapeuten supervidiert, also begleitet und angeleitet.

Ist die Symptomatik Ihres Kindes schon stark ausgeprägt, möchten wir Ihnen dringend eine möglichst störungsspezifische Behandlung (z.B. nach der Dialektisch-Behavioralen Therapie für Adoleszente – DBT-A) empfehlen. Leider ist dieses Konzept noch nicht so weit verbreitet, und es gibt nur wenige zertifizierte DBT-A-Therapeutinnen. Vielleicht finden Sie jedoch jemanden, der zumindest Kenntnisse in der DBT-A hat. Die DBT für Erwachsene ist ein Konzept, welches speziell für die Behandlung von Menschen mit einer BPS entwickelt wurde (Linehan, 1996a, b; 2015). Es ist das Programm, das auch wissenschaftlich am besten überprüft wurde. Es wurde von Marsha Linehan entwickelt, einer Psychologin, die selbst schon im Jugendalter an der BPS gelitten hat. Dieses Programm wurde dann an die Arbeit mit Jugendlichen und deren Familien angepasst (DBT-A; Miller, Rathus & Linehan, 2007). Der vorliegende Ratgeber orientiert sich an der DBT-A.

Hat Ihr Kind eine so starke Symptomatik, dass es einer stationären Behandlung bedarf, sollten Sie versuchen, eine kinder- und jugendpsychiatrische Station zu finden, die nach der DBT-A arbeitet. Diese Stationen gibt es in Deutschland schon häufiger als niedergelassene Therapeuten, die nach diesem Konzept arbeiten. Viele dieser Stationen nehmen auch Patienten auf, die nicht aus ihrem Einzugsgebiet kommen. Im Internet müssten Sie dazu fündig werden. Sie können sich auch vom Dachverband für Dialektisch-Behaviorale Therapie beraten lassen (www.dachverband-dbt.de).

Merke

Bei schweren Selbstschädigungen oder akuten Selbstmordgedanken sollten Sie sich mit Ihrem Kind sofort in der für Ihren Wohnort zuständigen kinder- und jugendpsychiatrischen Klinik vorstellen!

Besonders wichtig ist uns, auf die immer vorhandene Möglichkeit der Notfallvorstellung Ihres Kindes, in der Regel in der nächstgelegenen Klinik für Kinder- und Jugendpsychiatrie, hinzuweisen. Notfallvorstellungen sind dann notwendig, wenn bei Ihrem Kind akut eine schwere Selbstschädigung vorliegt (z.B. klaffende, tiefe Wunde durch eine gerade erfolgte Selbstverletzung oder auch eine Vergiftung mit Drogen oder Medikamenten) oder wenn Ihr Kind über akute Selbstmordgedanken (manchmal einhergehend mit konkreten Plänen oder Drohungen) berichtet. Bei akuten Verletzungen oder Vergiftungen kann zunächst eine Vorstellung in einer Kinderchirurgie oder Kinderklinik notwendig sein, hier wird dann in der Regel eine Kinder- und Jugendpsychiaterin hinzugerufen. Viele Kinder und deren Eltern haben große Angst vor einer solchen Vorstellung in der Kinder- und Jugendpsychiatrie. Das Bild der Psychiatrie wird bis heute leider durch die Idee von Zwangsmaßnahmen und mit Medikamenten vollgepumpten Menschen geprägt. Hier möchten wir Ihnen gerne vermitteln, dass dieses Bild stark durch die Vergangenheit der Psychiatrie geprägt ist, die inzwischen Jahrzehnte her ist. Moderne Kinder- und Jugendpsychiatrien arbeiten, wenn immer möglich, auf freiwilliger Basis psychotherapeutisch und dies in einem freundlichen und fürsorglichen Umfeld.

Falls Ihr Kind bereits in einer Behandlung ist, dann sollte Ihr Kind unbedingt einen Notfall- und Krisenplan haben, in dem auch Ihre Rolle als Eltern gut definiert ist. In einem solchen Notfall- und Krisenplan sollten stufenweise Schritte zur Bewältigung einer Krise, wie sie im Rahmen der BPS häufig auftreten kann, festgelegt werden. Hierzu gehören Schritte, die Ihr Kind eigenverantwortlich machen kann und Schritte, bei denen Ihr Kind dann die Hilfe anderer (je nach Plan auch von Ihnen) in Anspruch nehmen sollte. Bestandteil jedes Notfallplans sollte auch die Möglichkeit der Notfallvorstellung in der nächstgelegenen Klinik sein. Hier ist es notwendig, die Situationen gut zu definieren, in denen eine solche Vorstellung erfolgen soll.

6 Was kann ich tun, damit es mir und meinem Kind besser geht? – Family-Skills nach Fruzzetti

Alan Fruzzetti ist DBT- und Familientherapeut. Er hat bei Marsha Linehan gelernt und beschlossen, die Prinzipien der Dialektisch-Behavioralen Therapie (DBT) und die Skills (Fertigkeiten), die dort an die Patientinnen vermittelt werden, so zuzuschneiden, dass Angehörige von BPS-Patientinnen diese nutzen können (Fruzzetti, 2006; Fruzzetti & Payne, 2015; Fruzzetti & Shenk, 2008; Fruzzetti, Shenk & Hoffmann, 2005; Fruzzetti & Worrall, 2010). Als Eltern von Kindern mit einer BPS, die eine hohe emotionale Verletzlichkeit besitzen, sind Sie selbst mit eigenen starken Gefühlen konfrontiert. Das ist normal und menschlich. Sie brauchen daher mehr Strategien (Skills), um Ihre eigenen Gefühle zu regulieren, als andere Eltern, und Sie müssen besser für sich sorgen. Die Family-Skills zielen primär darauf ab, dass es zunächst den Eltern besser geht. Hier gilt das Prinzip: „Setzen Sie sich die Sauerstoffmaske zuerst auf und helfen Sie dann erst Ihren Kindern.“ Wir möchten, dass Sie als Eltern wieder Kraft tanken und sich besser fühlen. Sie sollen Experten für den Umgang mit Ihren eigenen Gefühlen werden. Natürlich profitieren dann auch Ihre Kinder davon.

6.1 Grundannahmen und Rechte für Eltern

Sie werden schon oft damit konfrontiert worden sein, dass man Ihnen Vorwürfe gemacht hat oder Ihnen sagt, was Sie besser machen sollen. Hier wollen wir einen anderen Ansatz wählen. Wir möchten gern, dass Sie dafür sorgen, dass es Ihnen besser geht. Eltern von Jugendlichen mit BPS haben nicht nur Pflichten, Sie haben auch Rechte. Fruzzetti formuliert diese so:

- Wir benötigen einen gesunden Egoismus.
- Wir müssen lernen, Nein zu sagen.
- Wir brauchen ein eigenes unterstützendes soziales Netzwerk.
- Wir müssen akzeptieren, nicht die Probleme unseres Kindes lösen zu können.
- Wir müssen akzeptieren, dass wir unsere Gelassenheit immer wieder verlieren.

Lassen Sie diese bitte einmal auf sich wirken und überlegen Sie, ob Sie hier gut genug für sich sorgen. Haben Sie ein Kind, dass sich schwer verletzt, immer wieder starke Suizidgedanken äußert oder andere Dinge tut, die es schädigen, so werden Sie große Angst um Ihr Kind haben. Oft stellen Eltern von Kindern mit einer BPS ihre eigenen Bedürfnisse völlig in den Hintergrund und richten ihr gesamtes Leben nach dem Kind aus. Das ist völlig verständlich. Gleichzeitig brauchen Sie Kraft, um selbst stabil zu bleiben und Ihr Kind weiter unterstützen zu können. Sie haben also nicht nur das Recht, sondern auch die Pflicht, für sich selbst zu sorgen.

Fruzzetti formuliert weiterhin Grundannahmen für Eltern von Kindern mit BPS:

- Es ist notwendig, die Dinge in einer gütigen und milden Weise zu interpretieren.
- Es gibt keine absolute Wahrheit.
- Alle geben in diesem Moment ihr Bestes.
- Alle müssen sich noch stärker anstrengen.

Die erste Grundannahme geht davon aus, dass Sie nicht immer verstehen werden, warum Ihr Kind, welches an einer BPS leidet, bestimmte Dinge tut oder lässt. Sie werden verletzt sein, sich hilflos fühlen, Angst haben oder sich ärgern. Häufig stehen diese Gefühle mit starken Bewertungen des Kindes in Zusammenhang. Vielleicht werden Sie denken: „Das macht der doch extra. Der will doch gar nicht anders. Der will mich nur ärgern." Diese Bewertungen führen zu starkem Ärger und – wie Sie sich bestimmt vorstellen können – nicht dazu, dass Sie selbst immer die „beste Version" Ihrer selbst sind und sich so verhalten, wie Sie sich das von sich wünschen würden. Es kann Ihnen helfen, sich von diesen Bewertungen zu lösen und das Verhalten Ihres Kindes in einer „milderen" Weise zu interpretieren. Wenn Sie genau hinsehen, werden Sie vermutlich ahnen, dass Ihr Kind nicht aus Böswilligkeit so handelt. Vermutlich kommt es mit sich selbst, mit seiner Umwelt und seinen Gefühlen nicht klar. Wahrscheinlich leidet es selbst gerade. Vielleicht kann Ihnen diese Sichtweise manchmal helfen, sich selbst besser zu regulieren.

Die zweite Grundannahme „Es gibt keine absolute Wahrheit" ist entwickelt worden, weil es in Familien mit einem Kind mit BPS oft starke Spannungen und Konflikte gibt. Jedes Familienmitglied versucht dann in der Regel, seine Sicht der Dinge zu verteidigen, und nicht selten wird darüber gestritten, wer Recht hat. Jugendliche mit einer BPS neigen zu Schwarz-Weiß-Denken. Diese Grundannahme soll allen dabei helfen, Dinge von verschiedenen Standpunkten zu betrachten, andere Sichtweisen zuzulassen und sich auf Mittelwege zu einigen.

Die nächsten beiden Grundannahmen hängen zusammen. So soll die Grundannahme „Alle geben ihr Bestes" darauf hinweisen, dass Sie alle – sowohl Ihr Kind als auch Sie selbst – in diesem Moment ihr Bestes geben. Die nächste Grundannahme weist darauf hin, dass Sie sich trotzdem alle – wenn Sie in Therapie sind oder sich in den Family-Skills üben – noch stärker anstrengen müssen, damit sich die Lage weiter verbessert.

Die Grundannahmen sollen Eltern als Orientierung dienen, sie helfen aber auch uns Therapeutinnen, eine bestimmte Einstellung den Eltern und Jugendlichen gegenüber zu behalten. Überlegen Sie für sich oder diskutieren Sie mit Ihrer Partnerin bzw. Ihrem Partner oder mit Freunden, warum diese Grundannahmen hilfreich für Sie sein könnten.

6.2 Verhaltensveränderungen unterstützen

Es gibt vermutlich einige Verhaltensweisen Ihres Kindes, die Ihnen große Sorgen bereiten. Möglicherweise verletzt sich Ihr Kind selbst, oder es äußert sich immer wieder suizidal, oder es tut andere Dinge, die gefährlich oder zumindest schädlich sind. Nun ist es sehr verständlich, dass Sie genau diesen Verhaltensweisen sehr viel Aufmerksamkeit schenken. Vielleicht kontrollieren Sie Ihr Kind häufig, schimpfen, bestrafen es oder versuchen, immer in seiner Nähe zu sein. Das ist alles sehr verständlich. Aber ist es wirklich hilfreich? Ist es kurz- und langfristig hilfreich, und lernt Ihr Kind, sich auch ohne Ihre Hilfe von diesem Problemverhalten zu lösen? Und wie wirkt sich dieses Verhalten auf die Beziehung zu Ihrem Kind aus?

Im Folgenden möchten wir Sie über einige Prinzipien der Lerntheorie informieren. Die Lerntheorie beschreibt, wie Menschen lernen und wie sich die Reaktionen der Umwelt auf das Verhalten Ihres Kindes auswirken.

Positive Verstärkung

Wenn wir ein Verhalten zeigen und die Konsequenzen auf dieses Verhalten positiv sind, werden wir dieses Verhalten häufiger zeigen. Das Verhalten wird durch die positiven Konsequenzen verstärkt.

Beispiel

Ein Hund, der bettelt und daraufhin von seinem Besitzer gefüttert wird, wird öfter betteln als ein Hund, dessen Besitzer nicht auf das Betteln reagiert und ihn zu festen Zeiten füttert.

Alle Lebenswesen reagieren insbesondere auf die kurzfristigen positiven Konsequenzen. Dies ist ein Zusammenhang, den sich das Gehirn schnell merkt. Die langfristigen Konsequenzen dagegen setzt das Gehirn nicht in Zusammenhang mit dem Verhalten.

Beispiel

Wenn der Hund bettelt und eine halbe Stunde später sein Futter bekommt, wird sein Gehirn keinen Zusammenhang lernen.

Sollte Ihr Kind also ein erwünschtes Verhalten zeigen, so reagieren Sie möglichst sofort, indem Sie z. B. Freude zeigen und Ihr Kind loben. Häufig sind es gerade diese emotionalen Verstärker, die Kinder dazu motivieren, bestimmtes Verhalten zu zeigen. Sie wünschen sich nämlich nichts mehr als die Anerkennung Ihrer Eltern. Seien Sie hier nicht sparsam. Oft denken wir, dass es ja nur selbstverständlich ist, dass unser Kind dies oder jenes tut. Gerade wenn Sie ein Kind mit einer BPS haben, fallen ihm viele Dinge sehr viel schwerer als anderen Kindern und vielleicht zeigt es Ihnen das auch gar nicht, weil es sich dafür schämt. Verstärken Sie, sooft Sie können. Es müssen keine großen Verstärker sein. Oft reicht auch ein Lächeln. Insbesondere, wenn Sie wollen, dass unerwünschtes Verhalten bei Ihrem Kind weniger wird, müssen Sie das erwünschte Verhalten verstärken, sooft es geht.

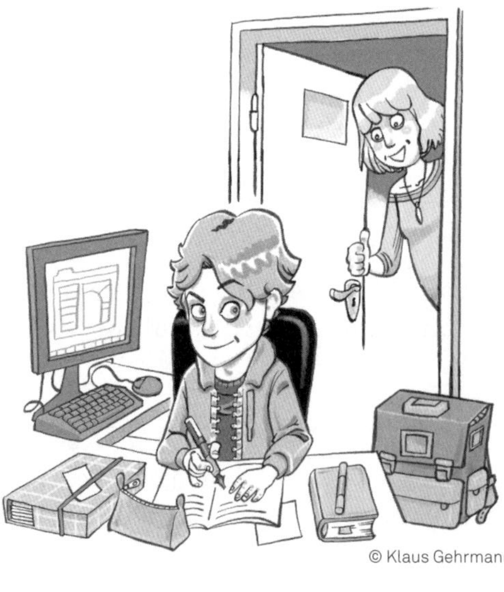

Negative Verstärkung

Ein Verhalten kann auch dadurch verstärkt werden, also häufiger auftreten, dass etwas Unangenehmes wegfällt. Wenn sich Ihr Kind selbst verletzt, spielt die negative Verstärkung eine große Rolle. Alle Jugendlichen, die sich verletzten, berichten, dass sie vorher massiv angespannt sind, ein sehr unangenehmer Zustand. Wenn sie sich verletzen, geht die Anspannung sofort weg, und es entsteht eine große Erleichterung. Viele Menschen trinken Alkohol, wenn sie nervös und angespannt sind. Wenn durch den Alkohol eine Entspannung eintritt, kann man auch hier von einer negativen Verstärkung sprechen. Wenn es mich stark juckt und ich mich kratze, ist kurzfristig das Jucken weg. Obwohl ich weiß, dass das Kratzen vermutlich langfristig nicht sinnvoll ist, werde ich es trotzdem tun – für den kurzen Moment der Erleichterung. Auch dies ist eine negative Verstärkung. In diesen Beispielen handelt es sich jeweils um rein physiologische Konsequenzen, die wir von außen nicht beeinflussen können. Ein nicht physiologisches Beispiel ist folgendes:

Beispiel

Immer wenn Ihr Kind eine schlechte Note nach Hause bringt, schimpfen Sie mit ihm. Nun bringt Ihr Kind eine schlechte Note nach Hause, hat sich aber auf dem Heimweg selbst verletzt. Weil es sich verletzt hat, schimpfen Sie diesmal nicht. Damit würden Sie das selbstverletzende Verhalten negativ verstärken. Die negative Konsequenz (das Schimpfen) fällt weg, wenn Ihr Kind sich verletzt hat.

Der Schluss aus diesem Beispiel sollte nicht sein, dass sie immer schimpfen, egal, ob Ihr Kind sich verletzt hat oder nicht. In diesem Fall ist es wichtig, zu überlegen, ob das Schimpfen an sich eine hilfreiche Maßnahme ist.

Direkte Bestrafung

Eine direkte Bestrafung bedeutet, dass auf ein Verhalten eine negative Konsequenz erfolgt. Ziel ist in der Regel, dass ein Verhalten seltener wird oder sich ändert.

Beispiel

Ihr Kind bringt eine schlechte Note nach Hause, und Sie verlangen von ihm, dass es heute eine Stunde länger für die Schule lernt.

Indirekte Bestrafung

Bei der indirekten Bestrafung wird etwas Angenehmes weggenommen.

Beispiel

Vielleicht hat Ihr Kind am Tag eine bestimmte Zeit, in der es am Computer spielen darf. Nun bringt es eine schlechte Note nach Hause und darf deswegen heute nicht oder kürzer am Computer spielen.

Bestrafungen sind immer problematisch, weil sie oft Angst und Unsicherheit bei Ihrem Kind erzeugen. Außerdem belasten Strafen die Beziehung. Eine Strafe sollte also immer nur dann ausgesprochen werden, wenn alle anderen Möglichkeiten nicht geholfen haben, und wenn es sich bei dem Verhalten um eine schwere Regelverletzung oder gefährliches Verhalten handelt. Außerdem sollte sich eine Bestrafung immer nur auf ein konkret benanntes Verhalten beziehen und nie auf die Person an sich. Falls Sie strafen müssen, sollten Sie also immer deutlich machen, dass Sie nur das Verhalten nicht mögen, Ihr Kind aber weiterhin sehr gern haben. Wichtig ist auch, dass die Strafe in Zusammenhang mit dem Problemverhalten steht. Wenn also z. B. Ihr Kind etwas kaputt gemacht hat, könnten Sie darauf bestehen, dass es diese Sache repariert oder bezahlt. Keinen Zusammenhang hätte, wenn Sie Ihrem Kind Hausarrest geben, weil es etwas kaputt gemacht hat.

Löschung

Hat man festgestellt, dass man ein Verhalten des Kindes immer wieder belohnt hat und möchte nun, dass dieses Verhalten wieder weniger wird, kann man versuchen, es zu löschen. Dies birgt jedoch einige Tücken.

Beispiel

Stellen Sie sich vor, ein Kind hat an der Kasse immer wieder gequengelt, es wolle einen Lutscher haben und hat diesen von der Mutter auch bekommen. Das Quengeln des Kindes wurde also positiv verstärkt. Nun sagt der Zahnarzt beim nächsten Zahnarztbesuch des Kindes zu der Mutter, sie müsse darauf achten, dass das Kind weniger Süßigkeiten bekomme. Das nächste Mal an der Kasse quengelt das Kind wieder, die Mutter bleibt jedoch hart und kauft ihm keinen Lutscher. Was wird passieren? Das Kind wird stärker quengeln, weil es gelernt hat, dass es für Quengeln eigentlich einen Lutscher bekommt. Das Kind wir immer mehr quengeln, vielleicht wird es auch Schreien und sich auf den Boden werfen. Bleibt die Mutter auch bei den nächsten Einkäufen konsequent, wird dieses Verhalten irgendwann weniger werden und ganz aufhören. Das Kind hat gelernt, dass es mit seinem Verhalten nichts erreichen kann. Das Verhalten wurde gelöscht.

Die Phase, in der das Kind noch lauter quengelt, ist jedoch schwer auszuhalten. Sollte die Mutter an einem Tag einmal schlechte Nerven haben und das Kind besonders laut schreien und zudem die Leute an der Kasse alle den Kopf schütteln, so wird sie vielleicht denken „Einmal ist keinmal“ und dem Kind doch wieder einen Lutscher kaufen. Das ist sehr nachvollziehbar und menschlich. Das Kind hat nun jedoch gelernt, dass es nur noch lauter schreien muss, um den Lutscher zu bekommen. Das Schreien wurde positiv verstärkt. Ein Verhalten, dass nicht jedes Mal aber immer wieder verstärkt wird, hält sich am stärksten. Ein solches Verhalten lässt sich sehr schwer löschen. Mit Löschung sollte man also nur arbeiten, wenn man sich sicher ist, dass man selbst konsequent ist und auch niemand anderes das Verhalten des Kindes verstärkt. Vielleicht ist es einmal die Kassiererin, die dem Kind dann aus Mitleid den Lutscher schenkt, oder die Oma geht mit dem Kind einkaufen und wird schwach. Dann würde das Verhalten weiter aufrechterhalten werden.

Verhaltensformung

Wenn ein Mensch ein Verhalten lernen soll, das noch gar nicht in seinem Verhaltensrepertoire ist, so wird das Verhalten nicht auftreten, und man kann es somit auch nicht verstärken. In diesem Fall muss zunächst jeder Schritt in die richtige Richtung verstärkt werden, bis das Verhalten gelernt ist. Erst dann sollte nur noch das Endverhalten verstärkt werden.

Beispiel

Wenn ich z.B. möchte, dass mein Kind lernt, sich die Schuhe selbst zu binden, werde ich mich freuen und das Kind loben, wenn es die Schnürsenkel irgendwie in die Hand nimmt. Später werde ich mich freuen und es loben, wenn es irgendetwas, was einer Schleife ähnelt, macht. Noch später freue ich mich, wenn es die Schleife bindet.

Wenn Sie das Verhalten Ihres Kindes verändern wollen, sollten Sie sich dieser Prinzipien bewusst sein. Übrigens gelten diese für uns alle. Sie sollten viel mit der Verstärkung von angemessenem Verhalten arbeiten und schon kleinere Schritte in Richtung eines angemessenen Verhaltens verstärken. Hiermit sind keine großen Geschenke gemeint. Oft ist es nur die Anerkennung, die wir aussprechen oder ein Lächeln oder eine nette Geste.

An dieser Stelle nochmals der Hinweis

Arbeiten Sie nur dann mit Bestrafung, wenn es sich nicht vermeiden lässt. Bestrafung wirkt sich negativ auf das Selbstwertgefühl und Selbstvertrauen Ihres Kindes aus und belastet die Beziehung. Arbeiten Sie nur dann mit Bestrafung, wenn das Verstärken von angemessenem Verhalten keine Veränderung bewirkt **und** das Verhalten Ihres Kindes wirklich massive Probleme bereitet oder gefährlich ist. Manchmal müssen wir bestrafen, weil ein Verhalten sehr gefährlich ist und schnell aufhören muss. Wenn Sie strafen müssen, achten Sie darauf, dass die Strafe zeitnah erfolgt. Eine Strafe, die sehr viel später erfolgt, wird vom Gehirn nicht mehr in Zusammenhang mit dem Verhalten gesehen. Achten Sie auch darauf, dass die Strafe in einem logischen Zusammenhang zum Verhalten steht und nicht völlig unabhängig davon erfolgt.

Beispiel

Sie waren am Wochenende unterwegs und haben Ihrem Kind erlaubt, in der Wohnung eine Party zu feiern. Als Sie zurückkommen, ist die Wohnung unordentlich, es gibt Flecken auf dem Boden und ein paar Teller und Tassen sind kaputtgegangen. Eine „logische“ Konsequenz könnte sein, Ihr Kind an den Aufräumarbeiten zu beteiligen und ihm einen Teil des nächsten Taschengeldes zu streichen, um davon neues Geschirr zu kaufen.

Würden Sie ihm als Konsequenz Hausarrest geben, hätte dies nichts mit dem Verhalten zu tun. Diese Strafen sind weniger wirkungsvoll und belasten die Beziehung stärker. Würden Sie Ihrem Kind verbieten, jemals wieder Freunde mit nach Hause zu bringen, wäre diese Konsequenz auch nicht angemessen, weil Ihr Kind dann keine Chance hat, ein besseres Verhalten zu erlernen, und sich Ihnen vermutlich auch entziehen würde.

Wenn Sie ein Verhalten bestrafen, müssen Sie immer parallel an der Verstärkung anderer Verhaltensweisen ansetzen und Ihrem Kind dabei helfen, angemessenes Verhalten zu erlernen.

Beispiel

In eben genanntem Beispiel sollten Sie mit Ihrem Kind besprechen (wenn Sie reguliert sind und dies in einem neutralen Ton tun können), was zu der Situation beigetragen hat. Vielleicht hat Ihr Kind die Kontrolle darüber verloren, wer zur Party gekommen ist oder wie viel Alkohol getrunken wurde. Dann wäre es wichtig, mit ihm darüber zu sprechen, was es in einer ähnlichen Situation beim nächsten Mal anders machen könnte, und ihm dabei zu helfen, dies auch umzusetzen. Man könnte z. B. gemeinsam überlegen, dass Ihr Kind beim nächsten Geburtstag nur wenige ausgewählte Gäste einlädt, die Alkoholmenge begrenzt ist und Sie in der Nähe sind, damit Ihr Kind Sie anrufen kann, wenn etwas außer Kontrolle gerät. Wenn Ihr Kind merkt, dass Sie es an dieser Stelle unterstützen wollen, verstärken Sie ein konstruktives und mit Ihnen abgesprochenes Verhalten. Natürlich sollten Sie Ihr Kind auch zusätzlich loben, wenn es sich hier an Ihre Absprachen hält.

Warum kommen diese Dinge gerade in diesem Ratgeber zur Sprache? Wenn Sie ein Kind haben, welches teilweise sehr beängstigende Verhaltensweisen für Sie zeigt, wird es natürlicher Weise so sein, dass Sie manchmal Verhalten verstärken, ohne es zu wollen. Bitte überlegen Sie sich einmal, mit welchem Verhalten Sie unangemessenes Verhalten Ihres Kindes verstärken, und ob Sie die Chance hätten, stattdessen angemessenes Verhalten zu verstärken und das unangemessene Verhalten zu löschen.

Arbeiten Sie mit Bestrafungen? Welchen Effekt hat das auf Ihr Kind, auf sein Verhalten und auf Ihre Beziehung. Könnten Sie Bestrafungen reduzieren und stattdessen die Verstärkung gewünschten Verhaltens aufbauen? Wenn es unumgänglich ist, Bestrafungen einzusetzen, achten Sie darauf, dass diese zeitnah, konsequent und logisch erfolgen, möglichst ohne die Beziehung zu stark zu belasten?

Hier ein Beispiel für die Verstärkung von unangemessenem Verhalten und die fehlende Verstärkung für angemessenes Verhalten.

> **Beispiel**
>
> Ein Vater lebt allein mit seiner 17-jährigen Tochter. Der Vater ist berufstätig und daher oft nicht zu Hause. Wenn er nach Hause kommt, ist er oft müde und sagt der Tochter, dass er Ruhe braucht. Die Tochter wünscht sich jedoch die Zuwendung des Vaters und Zeit mit ihm. Verletzt die Tochter sich am Abend selbst, so reagiert der Vater sehr besorgt, verbindet die Wunden und fährt mit der Tochter ins Krankenhaus. Aufgrund der langen Wartezeiten verbringen die beiden dort viel Zeit miteinander, und die Tochter hat die alleinige Aufmerksamkeit des Vaters.

In diesem Beispiel kann man beide Seiten gut verstehen. Es ist verständlich, dass die Tochter sich Zeit mit dem Vater wünscht, und es ist ebenso verständlich, dass der Vater sich nach der Arbeit Zeit für sich wünscht. Aber was passiert hier? Der Vater verstärkt das schädliche Verhalten seiner Tochter, da er im Anschluss an das Verhalten Zuwendung gibt und Zeit mit ihr verbringt. Verhält sie sich angemessen und freundlich, zieht er sich nach der Arbeit zurück. Die Frage ist hier, wie die Verstärkung „verschoben" werden kann, sodass das angemessene und nicht das schädliche Verhalten verstärkt wird. So könnte der Vater mit der Tochter besprechen, dass er, wenn er nach Hause kommt und sie sich nicht verletzt hat, kurz mit ihr bespricht, wie der Tag war und was sie nachher zusammen essen (positive Verstärkung), er sich dann eine halbe Stunde zurückzieht, sie danach jedoch zusammen essen und sich dabei unterhalten (positive Verstärkung). Vermutlich ist dies für den Vater weniger zeitaufwendig als in die Klinik zu fahren, wenn die Tochter genäht werden muss. Parallel dazu könnte beispielsweise vereinbart werden, dass die Tochter die Wunden selbst verbindet, wenn sie sich verletzt hat, der Vater sie zwar ins Krankenhaus begleitet, sie aber währenddessen nur das Nötigste sprechen. Der Vater zieht sich während der Wartezeit mit einem Buch zurück (auf das schädliche Verhalten erfolgt keine Verstärkung mehr = Löschung). Im Fall einer jugendlichen Tochter ist es natürlich sinnvoll, dass Vater und Tochter diese Dinge besprechen und auch gemeinsam erarbeiten. Die Tochter sollte wissen, warum der Vater sein Verhalten verändern möchte.

6.3 Achtsamkeit

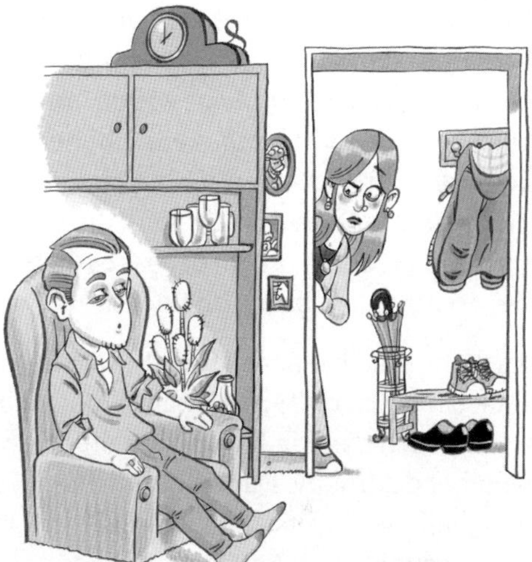

© Klaus Gehrmann

Mit Achtsamkeit ist gemeint, ganz im Hier und Jetzt zu sein, möglichst ohne zu bewerten, und mit dem Versuch, den Augenblick so anzunehmen, wie er gerade ist. Wenn Ihr Kind an einer BPS leidet, wird es immer wieder Dinge tun, die es in schwierige Situationen bringt, die dazu führen, dass es andere Leute „vergrault" und dass es sich selbst im Weg steht. Es liegt nahe, in diesen Situationen zu bewerten, was Ihr Kind tut, gerade, wenn Sie nicht verstehen, warum Ihr Kind bestimmte Dinge tut. Wir neigen dazu, dann zu denken: „Das macht die doch extra!", „Immer versaut sie alles!" oder Ähnliches. Es ist sehr menschlich, immer wieder zu bewerten. Unser Gehirn sucht nach Erklärungen. Unsere Bewertungen können uns jedoch in Sackgassen führen. Wir denken etwas Bestimmtes über unser Kind, werden wütend und geben ihm keine Chance, uns zu erklären, was es wirklich bewegt. Starke Bewertungen führen meist dazu, dass wir uns in unserer Sicht der Dinge festlegen und keine anderen Möglichkeiten mehr wahrnehmen. Vielleicht tun wir unserem Kind damit Unrecht. In jedem Fall führen starke Bewertungen dazu, dass wir uns nicht für das offen zeigen, was unser Kind uns eventuell erklären würde, wenn wir weniger bewertend wären.

Gleichzeitig werden Sie auch schon erlebt haben, dass Sie sich selbst immer wieder infrage stellen (z. B. „Was haben wir falsch gemacht?"). Vielleicht leiden Sie unter Schuldgefühlen und entwerten sich selbst und Ihr Verhalten. Diese Bewertungen, die Sie in Bezug auf Ihre eigene Person haben, und die Vorwürfe, die Sie sich selbst machen, führen vermutlich nicht dazu, dass sie gelassener und ausgeglichener werden. Vielleicht kennen Sie auch, dass Sie sich in Selbstvorwürfen und Grübeleien zu Situationen verfangen, die in der Vergangenheit liegen (z. B. „Warum habe ich nur ...", „Ich hätte doch ...", „Wie konnte ich nur so blöd sein ..."). Oder Sie beschäftigen sich mit Ängsten und Sorgen über das, was in der Zukunft liegt (z. B. „Wie wird das werden? Wie kann ich das verhindern? Das wird bestimmt wieder schrecklich werden ..."). Dies führt dazu, dass Sie selten im aktuellen Moment präsent sind. Dann merken Sie vielleicht gar nicht, wie es Ihnen geht, was Sie gerade brauchen oder auch einfach nur, dass dies ein schöner Moment ist, in dem Sie zufrieden sein könnten. Oft verfangen wir uns in unseren Bewertungen (z. B. „Das soll so nicht sein, das darf so nicht sein, die ganze Welt ist gegen mich ..."). Diese Bewertungen führen oft dazu, dass es uns immer schlechter geht und es schwieriger wird, eine Lösung zu finden.

Auch Ihr Kind hat mit starken Bewertungen zu tun. Häufig werten sich Patientinnen mit einer BPS massiv ab, haben selbst starke Scham- und Schuldgefühle und werden dann in ihrem Verhalten sich selbst gegenüber oder anderen gegenüber destruktiv. Daher lernt Ihr Kind, falls es sich in einer DBT-A-Behandlung befindet, Achtsamkeit als Skill im Umgang mit der eigenen Person und den eigenen Gefühlen. So benötigen sowohl Sie als auch Ihr Kind Achtsamkeit im Umgang mit der eigenen Person und den eigenen Gefühlen und natürlich auch im Umgang miteinander (vgl. Kapitel 6.4).

Wenn wir es schaffen, den Moment so anzunehmen, wie er gerade ist, ohne gegen die Realität zu kämpfen, leiden wir in der Regel weniger. Einen schwierigen Moment anzunehmen, bedeutet nicht, so zu tun, als wäre alles gut. Wir sind dann trotzdem traurig, enttäuscht, verletzt oder Ähnliches. Dennoch können wir so eher herausfinden, wie wir mit der Situation umgehen, und auch, wie wir uns um uns selbst kümmern können. Es geht auch nicht darum, nie wieder zu bewerten. Wir bewerten häufig, das ist normal. Dennoch können Sie üben, zu bemerken, wann Sie bewerten und ob diese Bewertung aktuell in Bezug auf Sie oder in Bezug auf Ihr Kind hilfreich ist. Sie können so bewusst entscheiden, sich von Bewertungen zu lösen. Wenn wir trainieren, achtsam zu sein, trainieren wir unser Gehirn. Wir können lernen, uns weniger in Grübeleien zu verfangen und immer wieder in das Hier und Jetzt zurückzukehren. Dies erfordert jedoch die Entscheidung, dies auch lernen zu wollen, und ein ständiges Training:

- Sie können Achtsamkeit üben, indem Sie immer wieder innehalten und überprüfen: „Wie geht es mir gerade, was ist jetzt?"
- Sie können innehalten und achtsam wahrnehmen, was Sie gerade denken und welche Bewertungen da sind, ohne sich in diesen zu verfangen.
- Sie können üben, Gedanken und Bewertungen wahrzunehmen und ziehen zu lassen.
- Sie können üben, Dinge, die sie tun, achtsam zu tun, indem sie nur diese Sache tun und sich ganz darauf konzentrieren. Sie können z. B. achtsam spazieren gehen, sich die Natur achtsam ansehen, auf die Geräusche und Gerüche achten oder bemerken, wie Sie gehen. Sie können achtsam eine Tasse Tee trinken, essen, Musik hören oder duschen.
- Sie können aber auch bewusst Zeiteinheiten wählen, in denen Sie sich einen Wecker stellen und in dieser Zeit ganz bewusst nur auf eine Sache achten. So können Sie sich z. B. nur auf Ihren Atem oder auf Geräusche in der Umgebung konzentrieren.
- Es gibt gute Achtsamkeits-Apps, die Sie nutzen können. Manche werden sogar von den Krankenkassen gezahlt.

Sie werden merken, dass dieses Üben etwas ändert, wenn Sie es wirklich täglich – auch nur für einige Minuten – tun. Achtsamkeit ist die Basis für den Einsatz aller anderen Skills.

6.4 Beziehungsachtsamkeit

Wenn Ihr Kind unter einer BPS leidet, kennt es vermutlich starke Verlustängste, mit denen es nicht gut umgehen kann. Zusätzlich neigt es eventuell dazu, andere Personen auf- oder abzuwerten, und ist in seiner Beziehungsgestaltung zu anderen Menschen recht schwankend. Dies macht es für Sie als Eltern nicht leicht, eine stabile und ausgeglichene Beziehung zu Ihrem Kind aufrechtzuerhalten. Ihr Kind wird sich vermutlich auf der einen Seite sehr nach einer engen Beziehung zu Ihnen sehnen, gleichzeitig wird es immer wieder Dinge tun, durch die Sie sich „weggestoßen" und verletzt fühlen. Der Skill „Beziehungsachtsamkeit" soll Ihnen dabei helfen, sich achtsamer und bewusster in der Beziehung zu Ihrem Kind wahrzunehmen und damit auch Ihr Verhalten besser steuern zu können.

Grundsätzlich geht es bei diesem Skill darum, sich der Beziehung und der Auswirkung des eigenen Verhaltens auf die Beziehung bewusst zu werden. Mein eigenes Verhalten beeinflusst das meines Kindes und das Verhalten meines Kindes beeinflusst mein Verhalten:

Was ich tue ↔ Was du tust

Beziehungsachtsamkeit bedeutet, zu versuchen, im Hier und Jetzt zu sein, möglichst ohne zu bewerten, und sich der eigenen Ziele für die Interaktion und auch für die Beziehung bewusst zu sein: Möchte ich jetzt den Machtkampf gewinnen oder geht es langfristig darum, eine gute und vertrauensvolle Beziehung zu der anderen Person zu haben?

Beziehungsachtsamkeit bedeutet ebenfalls, mir der Situation meines Kindes bewusst zu sein und dementsprechend zu handeln. Wenn ich z. B. ein schwieriges Thema anspreche, sollte ich keinen Zeitpunkt wählen, zu dem mein Kind hungrig, müde oder gestresst ist.

Beziehungsachtsamkeit bedeutet auch, achtsam dafür zu sein, wie es mir selbst geht und ob ich gerade in der Lage bin, reguliert in eine Interaktion zu gehen. Sollte ich dazu nicht in der Lage sein, benötige ich Skills aus anderen Bereichen (z. B. Gefühlsmanagement; vgl. Kapitel 6.5).

6.5 Gefühlsmanagement

Leidet Ihr Kind unter einer BPS, wird es sehr intensive Gefühle erleben und starken Stimmungsschwankungen unterliegen. Ein Kind, welches solche intensiven Gefühle erlebt, wird auch bei Ihnen starke Gefühle auslösen. Außerdem zeigt Ihr Kind Verhaltensweisen, die Sie hilflos machen, die große Angst aber auch Trauer, Schmerz und Verletzungen auslösen. So wie Ihr Kind im besten Falle in der Therapie lernt, seine Gefühle besser zu regulieren, müssen also auch Sie Expertin oder Experte in Ihrer eigenen Gefühlsregulation werden. Hierfür gibt es verschiedene Skills, die Sie gleichzeitig oder aufeinanderfolgend einsetzen können, um Ihre Gefühle zu regulieren.

1 **Achtsamkeit.** Achtsamkeit ist die Basis für alle anderen Schritte. Sie benötigen Achtsamkeit, um zu bemerken, dass Sie aktuell starke Gefühle haben, um zu erkennen, welche Gefühle das sind und um sich nicht dafür zu bewerten, dass Sie gerade fühlen, wie Sie fühlen.

2 **Entscheidung für den neuen Weg.** Wenn Ihre Anspannung hoch ist oder Sie den Impuls haben, anzugreifen, ist dies ein Zeichen dafür, dass Sie nicht mehr reguliert sind. In dieser Situation ist es sehr schwer, nicht auf die bekannten Verhaltensmuster zurückzugreifen. Sie müssen schon vorher eine klare Entscheidung dafür getroffen haben, einen neuen Weg zu gehen, auch wenn es sich in der Situation dann vermutlich sehr fremd und vielleicht sogar falsch anfühlt. Die Entscheidung muss lauten: „Ich werde Skills einsetzen, statt meinem spontanen Handlungsimpuls zu folgen." Diese Entscheidung müssen Sie an jedem Tag und in jeder Situation erneut treffen.

3 **Entgegengesetzt handeln.** Auch dies ist ein Skill aus dem Bereich der Gefühlsregulation. Wir handeln bewusst entgegengesetzt zu dem Handlungsimpuls, den uns unser Gefühl gibt. Durch das entgegengesetzte Handeln schwächen wir das Gefühl ab. Zum entgegengesetzten Handeln gehört auch die entgegengesetzte Wahrnehmung, das entgegengesetzte Denken und die entgegengesetzte Körperhaltung.

Beispiel

Sie ärgern sich gerade sehr über Ihre Tochter und würden sie am liebsten anschreien. Sie wissen jedoch, dass dieses Verhalten Sie nicht weiterbringt und die Situation eskalieren würde. Also entscheiden Sie sich, entgegengesetzt zu handeln: Sie folgen nicht Ihrem Impuls, anzugreifen, sondern verlassen die Situation und gehen eine Runde mit dem Hund spazieren (entgegengesetztes Handeln).

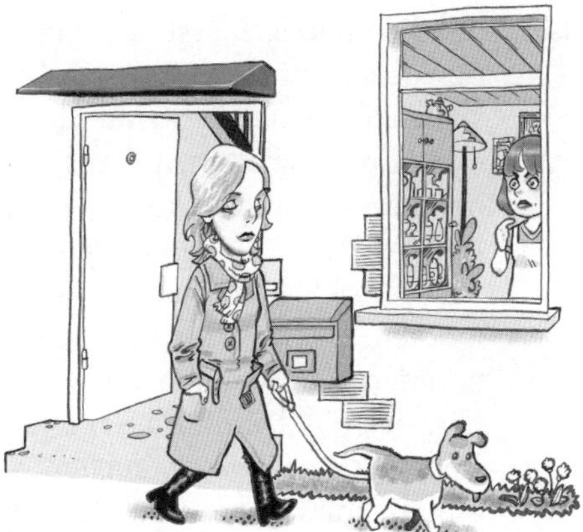

© Klaus Gehrmann

Auf dem Spaziergang achten Sie auf die schönen Dinge in der Natur. Sie richten Ihre Wahrnehmung damit gezielt auf Dinge, die den Ärger nicht verstärken, sondern einen positiven Einfluss auf Ihre Stimmung haben (entgegengesetzte Wahrnehmung). Sie denken sehr bewusst an Eigenschaften Ihres Kindes, die Sie mögen (entgegengesetztes Denken). Ihre Körperhaltung während des Spaziergangs ist offen. Sie schwingen beim Gehen mit und lassen die Schultern locker. Sie entspannen Ihr Gesicht und die Fäuste, vielleicht gelingt es Ihnen sogar, ein leichtes inneres Lächeln entstehen zu lassen (entgegengesetzte Körperhaltung). Durch dieses entgegengesetzte Handeln wird Ihr Ärger vermutlich bald weniger werden, und Sie können reguliert in die Situation zurückkehren, um den Konflikt mit Ihrem Kind auf eine konstruktive Art zu lösen.

4 **Beziehungsachtsamkeit.** Um die Entscheidung für den neuen Weg immer wieder treffen zu können, benötigen Sie Beziehungsachtsamkeit. Erinnern Sie sich daran, welches Ihr langfristiges Ziel für die Beziehung ist, dass Sie es mit Ihrem Kind zu tun haben, welches Sie lieben und dass Sie sich später nicht wohl damit fühlen werden, wenn Sie es entwertet oder verletzt haben. Seien Sie auch achtsam dafür, wie es Ihrem Kind gerade geht und welcher Zeitpunkt für ein Gespräch sinnvoll ist. Machen Sie sich klar, welchen Einfluss Ihr eigenes Verhalten auf das Verhalten des Kindes hat.

5 **Stresstoleranzskills.** Haben Sie sich entschieden, entgegengesetzt zu handeln und sich erst zu regulieren, bevor Sie wieder in die Interaktion gehen, müssen Sie vermutlich kurzfristig wirksame Stresstoleranzskills einsetzen. Dies sind Skills, die zwar das Problem nicht lösen, einem jedoch helfen, die Anspannung etwas zu verringern und wieder in einen Zustand zu kommen, in dem man vernünftig handeln kann. Einen dieser Skills nennt Alan Fruzzetti „Klopause". Damit ist gemeint, dass Sie sich immer aus der Situation herausziehen können, wenn Sie merken, dass die Anspannung zu stark ist, indem Sie sich eine Klopause nehmen. Dort können Sie eventuell weitere Skills einsetzen: Sie können sich z. B. kaltes Wasser über die Arme laufen lassen oder Ihr Gesicht in kaltes Wasser tauchen. Sie können ein paar Minuten achtsam atmen, um wieder zu sich zu kommen. Sie können sich auch erneut an Ihr Ziel erinnern, sich nicht verletzend und bewertend zu verhalten.

Haben Sie in der Situation mehr Möglichkeiten als sich zur Klopause zurückzuziehen, tun Sie all das, was Ihnen hilft, sich zu regulieren. Sie können einen Spaziergang mit dem Hund machen, in den Garten gehen, Musik oder Sport machen. Sie können mit einem guten Freund sprechen, der Ihnen hilft, sich zu regulieren und Sie nicht weiter „aufheizt". Sie können Yoga machen oder einem anderen Hobby nachgehen. Erlauben Sie sich, sich diese Pause zu nehmen, Sie müssen keine Kämpfe mit Ihrem Kind gewinnen. Besprechen Sie dies mit Ihrem Kind. Vereinbaren Sie, dass sowohl Sie als auch Ihr Kind sagen dürfen: „Ich brauche eine kurze Pause. Wir treffen uns später, um die Sache zu klären.“ Wenn Ihr Kind dies sagt, sollten Sie das dann natürlich auch akzeptieren. Beide sollten die Pause nutzen, um sich zu regulieren. Gehen Sie wirklich erst wieder in die Interaktion mit Ihrem Kind, wenn Sie sich reguliert haben!

6 **Die Anfälligkeit für intensive Gefühle verringern.** Verringern Sie Ihre Anfälligkeit für starke Gefühle dadurch, dass Sie fürsorglich mit sich umgehen. Achten Sie insgesamt darauf, dass Sie genügend positive Dinge erleben, damit Sie einen Ausgleich zu den schwierigen Situationen haben. Bewegen Sie sich ausreichend und ernähren Sie sich einigermaßen ausgewogen und regelmäßig. Schlafen Sie ausreichend. Melden Sie sich krank, wenn Sie krank sind, und gehen Sie zum Arzt, wenn es nötig ist. Meiden Sie zu viel Alkohol oder andere Suchtmittel. Zugegeben, dies ist alles viel schwieriger, als man so denkt. Und es wird Ihnen nicht immer gelingen. Vielleicht können Sie sich aber doch vornehmen, etwas mehr auf diese Dinge zu achten und sich und Ihren Körper achtsam zu behandeln. Es macht Sie weniger anfällig für starke Gefühle und Stress.

7 **Umgang mit Ärger.** Vermutlich ärgern Sie sich häufig über Ihr Kind. Auch das ist normal und menschlich. Wenn Ärger jedoch das Hauptgefühl in einer Beziehung ist, vergiftet er die Beziehung auf Dauer. Nun können wir nicht einfach entscheiden, uns nicht mehr zu ärgern und das wäre auch nicht sinnvoll. Wir können aber lernen, mit unserem Ärger achtsam umzugehen und ihn nicht jedes Mal ungefiltert „rauszulassen“. Hierbei helfen zwei weitere Strategien:

Strategie 1: Bewertungen erkennen und loslassen und das primäre Gefühl entdecken

Fruzzetti geht davon aus, dass Ärger in Beziehungen häufig durch Bewertungen entsteht und oft nicht das primäre Gefühl ist. Das heißt, das primäre Gefühl ist möglicherweise Angst, Trauer, Enttäuschung, Hilflosigkeit etc. Da diese Gefühle jedoch oft schwer auszuhalten sind, folgen ihnen Bewertungen, die dann zu Ärger führen. Der Ärger ist für uns sehr viel leichter auszuhalten, weil er einen klaren Handlungsimpuls gibt. Nutzen Sie also den Ärger als Signal dafür, dass wahrscheinlich noch weitere Gefühle unter dem Ärger sind, um die Sie sich kümmern müssen. Es geht nicht darum, keinen Ärger mehr zu empfinden, sondern darum, die tieferliegenden Gefühle auch zu erkennen, um mit diesen umzugehen (vgl. Kapitel 6.6).

Beispiel

Ihr Kind macht etwas, das für seine Gesundheit gefährlich ist, und Sie ärgern sich wahnsinnig. Ihre Bewertungen könnten sein: „Es weiß doch genau, dass es das nicht soll! Das macht es doch extra! So dumm kann es doch gar nicht sein! ..." Aus diesen Bewertungen entsteht Ärger. Es ist leichter, ärgerlich zu sein, oder? Da weiß man, was man tun kann. Was passiert, wenn Sie diese Bewertungen ziehen lassen oder durch andere Bewertungen ersetzen? Was passiert z. B., wenn Sie denken: „Es schafft es noch nicht anders. Wenn es sich so verhält, dann muss es wirklich verzweifelt sein"? Merken Sie dann, dass unter dem Ärger Angst und Traurigkeit liegt? Dies sind Ihre *primären Gefühle*. Es ist wichtig, dass Sie sich um Ihre primären Gefühle kümmern, damit es Ihnen besser geht. Vielleicht brauchen Sie selbst Trost und müssen lernen, freundlich mit sich zu sein, weil Sie leiden. Das heißt nicht, dass Sie schwach sind und keine Verantwortung mehr übernehmen. Es heißt, dass Sie gut mit sich umgehen, weil Sie es verdient haben, weil Sie es schwer haben, und weil es Sie stärken wird, wenn Sie gut mit sich umgehen und freundlich zu sich sind. Außerdem sind Sie damit auch ein Vorbild für Ihr Kind.

Strategie 2: Neulernen

Wenn Sie häufig Streit mit Ihrem Kind haben, kann es sein, dass Ihr Gehirn die Verknüpfung zwischen Ihrem Kind und Streit gelernt hat. Dann ärgern Sie sich schon über Ihr Kind, wenn es zur Tür hereinkommt, selbst wenn noch gar nichts passiert ist. Dies ist natürlich eine ungünstige Voraussetzung, um wieder einen besseren Kontakt zueinander zu bekommen. Sie können Ihrem Gehirn jedoch helfen, diese Verknüpfung wieder zu lockern und neue Verknüpfungen zu schaffen. Legen Sie sich z. B. eine Erinnerungskiste an, in die Sie Dinge tun, die Sie an schöne Momente mit Ihrem Kind erinnern. Sie können z. B. eine Haarlocke, eine Kinokarte oder Fotos von Situationen mit Ihrem Kind hineinlegen. Oder Sie suchen sich einen Lieblingsort aus, an den

Sie sich begeben, um ganz bewusst an positive Momente mit Ihrem Kind zu denken. Suchen Sie diesen Ort täglich auf oder nehmen Sie sich die Kiste täglich vor. Suchen Sie den Ort auch dann auf oder sehen Sie sich die Kiste auch dann an, wenn Sie wissen, dass eine schwierige Situation mit Ihrem Kind bevorsteht. Es geht darum, Ihr Gehirn in einen eher wohlwollenden Zustand zu bringen. Es wird Ihnen die Interaktion vermutlich etwas leichter machen.

6.6 Angemessener Gefühlsausdruck

Fruzzetti beschreibt Familien, in denen ein Familienmitglied an einer BPS leidet, als hoch emotionale Familien. Dies sind Familien, in denen immer wieder eine starke emotionale Erregung auftritt. Diese emotionale Erregung führt häufig dazu, dass der Umgang miteinander impulsiver und unkontrollierter wird. Es kann zu einem Teufelskreis von unangemessenem Gefühlsausdruck und invalidierenden Reaktionen kommen. Dieser Teufelskreis wurde bereits in Kapitel 4 im transaktionalen Modell beschrieben (vgl. hierzu auch nochmals Abbildung 2 auf Seite 22).

Ein angemessener Gefühlsausdruck beinhaltet den Ausdruck des primären Gefühls und eine beschreibende und nicht bewertende Kommunikation. Die Wahrscheinlichkeit wird größer, dass das angemessen ausgedrückte Gefühl nun auch validiert wird (vgl. hierzu nochmals Abbildung 3 auf Seite 25). Um zu einem angemessenen Gefühlsausdruck in der Lage zu sein, muss eine Person es jedoch schaffen, ihre emotionale Erregung zu reduzieren (vgl. Kapitel 6.5).

Beispiel

Ihrer Tochter geht es schlecht, sie hatte einen schwierigen Schultag. Die emotionale Erregung ist dadurch erhöht. Eigentlich wünscht sie sich Trost und jemanden, der da ist und zuhört. Das primäre Gefühl ist Traurigkeit. Sie bewertet jedoch ihr eigenes Gefühl und sich als Person: „Ich bin ja auch selbst schuld, ist doch klar, dass alle mich doof finden." Die sekundären Gefühle sind nun eventuell Scham und Ärger über sich selbst. In diesen Gefühlen gefangen, reagiert sie auf Ihre Nachfrage, was los sei, ärgerlich abweisend und sagt: „Lasst mich doch alle in Ruhe." Sind Sie selbst in diesem Moment auch verletzlich, emotional erregt, hatten viel leicht einen schweren Tag an Ihrem Arbeitsplatz und schon ähnliche Situationen mit Ihrer Tochter oder auch mit anderen Mitgliedern der Familie, die Sie verletzt haben, so reagieren Sie nun ebenfalls in gereiztem Tonfall: „Dann mach doch was du willst!“ Ihr primäres Gefühl ist möglicherweise Verletzung, Traurigkeit oder auch Sorge, weil Sie spüren, dass es Ihrer Tochter nicht gut geht. Auch Sie äußern dann jedoch Ihr sekundäres Gefühl, den Ärger. Damit invalidieren Sie auch die primären Gefühle Ihrer Tochter, die Ihnen diese jedoch auch nicht gezeigt hat, sodass es schwer ist, sie zu validieren. Ihre Tochter wird vermutlich nun noch pampiger reagieren, sodass auch Ihre primären Gefühle nicht validiert werden. Nun befinden Sie sich beide in einem Teufelskreis. Es gibt für Sie zwei Möglichkeiten, aus diesem Kreislauf auszubrechen: (1) Sie schaffen es, Ihre emotionale Erregung zu regulieren und Ihr primäres Gefühl zu äußern, und es gelingt Ihrer Tochter, dieses dann auch zu validieren. (2) Sie erkennen das primäre Gefühl Ihrer Tochter unter dem Ärger und validieren dies, was dann möglicherweise dazu führt, dass Ihre Tochter dieses Gefühl dann auch bestätigen kann.

Natürlich könnte auch Ihre Tochter es schaffen, aus dem Teufelskreis auszubrechen. In der Regel wird dies aber eher Ihre Aufgabe als Eltern sein. Vielleicht können Sie spüren, dass hinter dem Ärger und der Gereiztheit Ihrer Tochter Traurigkeit steckt. Sind Sie gerade in einer guten Verfassung und selbst wenig verletzlich, gelingt es Ihnen eventuell, den gereizten Tonfall bewusst zu überhören und zu sagen: „Okay, ich lass dich jetzt erst einmal in Ruhe. Ich würde dir gern nachher einen Tee bringen. Vielleicht kannst du mir dann ja erzählen, was passiert ist? Scheint ja ein blöder Tag gewesen zu sein.“ Vermutlich wird Ihre Tochter, die sich ja genau das eigentlich wünscht, dann schon etwas weicher, kann das aber noch nicht zugeben und zieht sich in ihr

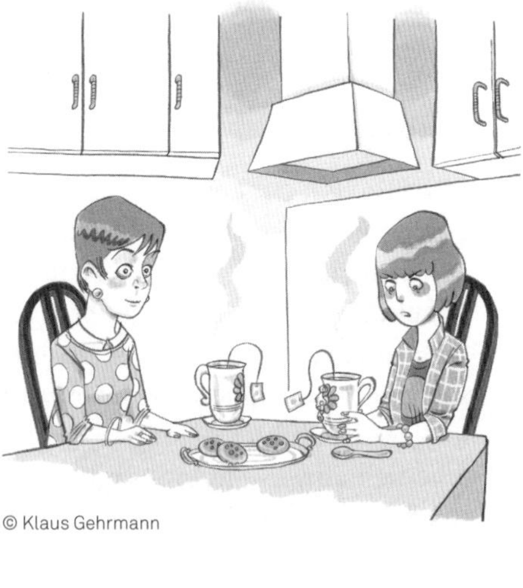

© Klaus Gehrmann

Zimmer zurück. Wenn Sie dann später zu ihr kommen und sich freundlich zu ihr setzen, wird sie Ihnen möglicherweise erzählen, was sie gerade beschäftigt und traurig macht. Dann können Sie die Gefühle und Gedanken Ihrer Tochter sehr gut validieren, weil Sie nun mehr Informationen haben und sich nicht mehr angegriffen fühlen. Vielleicht bricht Ihre Tochter auch gleich in Tränen aus, wenn Sie ihr freundlich sagen, dass sie ja scheinbar einen blöden Tag gehabt hat, und erzählt Ihnen, was passiert ist. Vielleicht erzählt sie es Ihnen auch später nicht, hört aber auch auf, in gereiztem Tonfall mit Ihnen zu sprechen. Die Wahrscheinlichkeit, dass das Gespräch angenehmer verläuft, und Sie einen besseren Kontakt zu Ihrer Tochter bekommen, ist jedenfalls sehr viel größer, wenn Sie es schaffen, nicht in den Kampf einzusteigen und die Gefühle Ihrer Tochter, die unter dem Ärger liegen, zu validieren.

Wenn Sie es schaffen, die primären Gefühle Ihres Kindes zu validieren, macht Ihr Kind die Erfahrung, dass es seine Gefühle äußern darf und sich verstanden fühlt. Dies wird dazu beitragen, dass Ihr Kind eher lernt, seine Gefühle angemessen auszudrücken – natürlich nicht immer und oft nicht sofort. Sie haben es ja mit einem hoch emotionalen Kind zu tun, welches seine Gefühle nicht gut regulieren kann.

Sie können Ihrem Kind jedoch dabei helfen, zu lernen, seine Gefühle immer öfter angemessen auszudrücken, wenn Sie es validieren und damit dazu ermutigen, sich ehrlich und auch verletzlich zu zeigen.

Da Sie selbst auch mit starken Gefühlen zu tun haben werden, wird es auch Ihnen nicht immer leichtfallen, Ihre Gefühle angemessen auszudrücken, oder? Sie werden sich oft über Ihr Kind ärgern. Wenn Sie genauer hinsehen, werden Sie feststellen, dass unter dem Ärger oft Sorge, Enttäuschung, Verletzung oder Traurigkeit, vielleicht auch Schuld und Scham verborgen sind. Auch für Sie gilt, dass die Wahrscheinlichkeit, für Ihre primären Gefühle validiert zu werden, steigt, wenn Sie Ihre Gefühle angemessen ausdrücken. Außerdem sind Sie dann auch ein Vorbild für Ihr Kind.

Schritte zum angemessenen Gefühlsausdruck

- Die Voraussetzung für einen angemessenen Gefühlsausdruck ist zunächst, die eigene emotionale Erregung zu verringern, falls diese hoch ist. Dies kann über die Skills aus dem Bereich des Gefühlsmanagements erfolgen (vgl. Kapitel 6.5). Ist die emotionale Erregung hoch, ist die Wahrscheinlichkeit sehr viel größer, dass man das eigene Gefühl nicht angemessen ausdrücken kann.

- Hat man sich reguliert, gilt es, zu erkennen, welches die primären Gefühle sind. Wenn sich eine Person ärgert, muss sie herausfinden, welches ihre Bewertungen sind, ob sie diese ziehen lassen oder ersetzen kann und auf welche Gefühle sie dann stößt. Im nächsten Schritt geht es darum, die eigenen primären Gefühle zu akzeptieren und sich selbst zu validieren. Oft ist dies bei den primären Gefühlen schwieriger, weil sie schmerzhafter sind oder im Vergleich zum Ärger keinen klaren Handlungsimpuls haben.
- Zusätzlich ist es hilfreich, einen geeigneten Zeitpunkt für den angemessenen Ausdruck des Gefühls zu finden. Dies könnte z. B. bedeuten, die andere Person ist in der Lage, mir zuzuhören und nicht gerade gestresst oder hungrig. Es wird jedoch auch Situationen geben, in denen der angemessene Gefühlsausdruck sofort erfolgen muss.
- Zu einem angemessenen Gefühlsausdruck gehört auch, die eigenen Worte mit der Stimme, der Gestik, Mimik und der Körperhaltung in Einklang zu bringen.

Ein weiteres Beispiel – dieses Mal in Bezug auf einen Paarkonflikt – soll dies veranschaulichen:

Beispiel

Es ist der Hochzeitstag von Paul und Susanne. Susanne sagt am Morgen zu Paul: „Bitte sei heute Abend pünktlich um 19.00 Uhr zurück. Ich möchte gern für uns kochen und einen schönen Abend mit dir haben.“ Am Abend um 19.30 Uhr ist Paul immer noch nicht zu Hause. Susanne beginnt immer stärker, das Verhalten ihres Mannes zu bewerten: „Es ist ihm einfach egal, was ich tue! Immer kommt er unpünktlich. Er könnte doch mal Rücksicht auf mich nehmen. Ihm ist unser Hochzeitstag überhaupt nicht wichtig.“ Sie ärgert sich, und im Laufe der Zeit werden die Bewertungen stärker und der Ärger größer. Unter dem Ärger stecken verschiedene primäre Gefühle. Natürlich ist sie enttäuscht, weil sie sich einen anderen Verlauf des Abends gewünscht hatte. Vielleicht macht sie sich auch Sorgen, dass Paul etwas passiert ist. Um 19.45 Uhr betritt Paul die Wohnung. Die Frau schnauzt ihn in ärgerlichem Tonfall an: „Das war ja wohl klar. Immer, wenn mir mal was wichtig ist, ignorierst du das. Das ist typisch für dich!" Paul reagiert vermutlich ebenfalls in ärgerlichem Tonfall: „Na klar. Immer bin ich an allem schuld." Er schmeißt ohne eine Erklärung seine Sachen in die Ecke und zieht sich in sein Arbeitszimmer zurück. Der Abend ist gelaufen und beiden geht es schlecht.

Gehen wir jetzt einmal davon aus, dass Paul sich tatsächlich auch auf den Abend gefreut hatte. Er wollte eigentlich sehr zeitig das Büro verlassen, kurz vorher hat sein Chef ihm jedoch noch einen Auftrag hineingereicht, der dringend erledigt werden musste. Ihm war klar, dass es jetzt eng wird, er dachte jedoch, dass er es noch schaffen würde und wollte Susanne nicht die Laune verderben, indem er jetzt anruft und sagt, er wisse nicht, ob er pünktlich komme. Er hätte es auch gerade so geschafft, wenn es nicht einen Unfall auf der Strecke gegeben hätte, der ihn 45 Minuten gekostet hat. Im Auto hat er festgestellt, dass er sein Handy auf seinem Schreibtisch im Büro hat liegen lassen. Natürlich hat er sich jetzt selbst Vorwürfe gemacht und damit gerechnet, dass Susanne ihm Vorwürfe machen würde. Auch er ist also angespannt und mit schlechtem Gewissen nach Hause gekommen.

Beispiel (Fortsetzung): Angemessener Gefühlsausdruck

Ein angemessener Gefühlsausdruck von Susanne hätte folgendermaßen aussehen können: „Hallo Paul, puh, jetzt bin ich doch erleichtert, dass du heil zu Hause angekommen bist. Ich hatte mir Sorgen gemacht, dass dir etwas passiert sein könnte. Was war los?" Paul würde dann vielleicht sagen: „Ach Susanne, es tut mir schrecklich leid." Er würde erklären, was alles passiert ist und dann nochmal sagen: „Es tut mir wirklich leid. Ich weiß, du hast dir so viel Mühe gemacht, und ich hatte mich auch so gefreut." Susanne: „Ja, ich war auch ziemlich enttäuscht, als du nicht pünktlich da warst und hab' mich tatsächlich gefragt, ob dir unser Hochzeitstag wirklich wichtig ist." Paul: „Ich kann gut verstehen, dass du enttäuscht warst und auch, dass du das gedacht hast. Doch, unser Hochzeitstag ist mir wirklich wichtig. Meinst du, wir können das Essen nochmal warm machen?" Susanne: „Ich schau mal, was sich machen lässt." Vielleicht würde sie sogar auch schaffen, ihren Mann zu validieren: „Das war ja für dich auch ein ganz schöner Stress, du Ärmster."

Was passiert hier? Beide drücken ihre Gefühle angemessen aus. Susannes Gefühle werden von ihrem Mann validiert. Sie fühlt sich in ihrer Enttäuschung gesehen und kann daher auch wieder auf ihren Mann zugehen. Auf jeden Fall ist die Wahrscheinlichkeit, dass die beiden noch einen schönen Abend haben, sehr viel höher als in der ersten Variante. Und ja, Sie haben Recht, dafür muss man schon lange geübt haben, sehr achtsam für sich und den anderen sein und sich gut regulieren können. Aber es ist nicht unmöglich. ☺

6.7 Wiederaufbau der Beziehung und positiven Gefühlen Raum geben

Familien, in denen ein Kind eine BPS hat, haben in der Regel mehr Konflikte als andere Familien. Die hohe emotionale Erregung, die bei Ihrem Kind und damit auch in der Familie immer wieder auftritt, führt vermutlich häufiger zum Streit zwischen Ihnen und Ihrem Kind aber vielleicht auch zwischen Ihnen als Elternpaar. Darunter können alle Beziehungen sehr leiden. Vielleicht gehen Sie sich alle aus dem Weg, um nicht so viele Konflikte zu haben. Es kann sein, dass die Beziehungen dann erst wiederaufgebaut werden müssen. Hierzu dient der Skill „Wiederaufbau der Beziehung und positiven Gefühlen Raum geben“. Dieser Skill kann in zwei Stufen aufgeteilt werden: passiv und aktiv.

Passiv

Wenn Sie am Wiederaufbau der Beziehung arbeiten wollen, kann ein erster Schritt darin bestehen, die positiven Gefühle für die andere Person zunächst auf eine passive Art wiederzuentdecken. Damit ist gemeint, mehrmals am Tag an kleine positive Momente mit der anderen Person zu denken, wenn diese gerade nicht da ist (z. B. „Mein Sohn hat mich gestern angelächelt.“).

Der nächste Schritt wäre, sich bewusst zu machen, dass die andere Person da ist, ohne Kontakt zu haben. Auch hier geht es um den Versuch, positiven Gefühlen Raum zu geben (z. B. „Ich bin nicht alleine. Mein Sohn ist auch im Haus. Er duscht gerade [telefoniert mit einer Freundin, macht Hausaufgaben] etc.“). Versuchen Sie, sich diese Dinge ohne Wertung mit einer eher positiven, annehmenden Haltung bewusst zu machen. Sie können auch vorsichtig die Tür zum Kinderzimmer öffnen und Ihrem Kind beim Schlafen zusehen.

Im dritten Schritt ist das Ziel, auch im Kontakt mit der anderen Person positive Momente wieder achtsam wahrzunehmen, wenn es diese gibt. Häufig nehmen wir nicht mehr wahr, dass es auch schöne Momente gibt, wenn es ansonsten so viel Streit gibt. Wenn Sie einen Konflikt mit Ihrem Kind haben, versuchen Sie, wenn möglich, weniger zu bewerten, mehr zu beschreiben und sich von Bewertungen aus früheren Konflikten zu lösen.

Aktiv

Darüber hinaus sollten Sie planen, Dinge gemeinsam zu tun, die alle als angenehm empfinden. Dabei gilt für alle das Gebot, in diesen Situationen nicht über konfliktbehaftete Themen zu sprechen.

Wir alle neigen dazu, den schwierigen Dingen in unserem Leben mehr Aufmerksamkeit zu schenken als den schönen Erfahrungen. Unser Gehirn ist so gemacht. Diese Tatsache hilft beim Überleben. Wir nehmen Gefahren eher wahr und können schneller auf sie reagieren. Dieser Aspekt hilft jedoch nicht dabei, zufrieden zu sein und gute Beziehungen zu haben, wie Sie sich vorstellen können. Die gute Nachricht ist, dass wir unser Gehirn trainieren können. Wir können üben, unsere Aufmerksamkeit wieder stärker auf die positiven Aspekte unseres Lebens und speziell der Beziehung zu unserem Kind zu lenken, ohne die Schwierigkeiten zu leugnen. Verstehen Sie uns nicht falsch. Es geht nicht darum, alles schön zu reden und die Sorgen, die Sie haben, zu invalidieren. Es geht darum, die Momente, die positiv sind, auch achtsam wahrzunehmen, weil es zu mehr Zufriedenheit führt und die Beziehung verbessert. Gleichzeitig geht es auch darum, positive Momente bewusst zu schaffen, indem Sie positive Dinge gemeinsam tun.

6.8 Validierung

Diesen Begriff haben Sie nun schon häufiger gelesen und sind mit ihm vermutlich auch schon etwas vertraut. Er soll an dieser Stelle vertieft werden. Sie erinnern sich, dass Validierung bedeutet, etwas als gültig anzuerkennen. Es geht darum, die Gefühle der anderen Person anzuerkennen und zu versuchen, sie zu verstehen. Dabei gilt es, die Geschichte der anderen Person, ihre aktuelle Situation und auch ihre emotionale Verletzlichkeit einzubeziehen. Es ist nicht notwendig, das Gleiche zu fühlen, um zu validieren, man sollte jedoch versuchen, nachzuvollziehen, warum die andere Person so empfindet. Menschen mit einer BPS haben sehr intensive Gefühle und benötigen daher noch mehr als andere Menschen, dass ihre Gefühle validiert werden. Nur so lernen sie, ihre Gefühle anzunehmen, was wiederum eine Voraussetzung dafür ist, die Gefühle zu regulieren. Ihr Kind wird in seinem Leben durch sein Umfeld immer wieder Invalidierungen erlebt und es wird seine Gefühle immer wieder infrage gestellt haben. Menschen mit einer BPS neigen dazu, ihre eigenen Gefühle zu invalidieren. Sie kämpfen gegen ihre Gefühle, wodurch die emotionale Anspannung steigt. Dies macht sie dann meist handlungsunfähig. Ihr Kind muss also vermutlich lernen, sich selbst zu validieren. Sie können es darin unterstützen, indem auch Sie es validieren, sooft Sie können.

Hier noch einige weitere wichtige Aspekte, die dafür sprechen, Ihr Kind zu validieren:

1 **Validierung schafft Vertrauen und reduziert negative Erregung.** Vielleicht kennen Sie das aus eigener Erfahrung? Stellen Sie sich vor, Sie erzählen Ihrer Freundin, dass Sie sich heute sehr über einen Arbeitskollegen geärgert haben. Ihre Freundin sagt: „Na komm, es gibt Schlimmeres, reg dich nicht so auf." Ihre Freundin invalidiert Sie damit. Was passiert? Sie fühlen sich unverstanden, Ihre negative emotionale Erregung steigt, Sie müssen umso mehr beweisen, dass Sie einen Grund dafür hatten, sich zu ärgern. Wenn Ihre Freundin jedoch sagt: „Ich kann das so gut verstehen. Da hätte ich mich auch so geärgert", dann fühlen Sie sich verstanden, die negative Erregung sinkt sofort, und auch der Ärger wird vermutlich gleich etwas weniger. Wenn Sie es schaffen, die Gefühle Ihres Kindes zu validieren, wird die Anspannung bei Ihrem Kind in diesem Moment sinken, und es wird mehr Vertrauen zu Ihnen entwickeln.

2 **Validierung führt dazu, dass sowohl Sie als auch Ihr Kind sich besser fühlen.** Sie werden bemerken, dass es sich gut anfühlt, wenn Sie Ihr Kind validiert haben, und es bei diesem auch so angekommen ist. Sie werden sich auch nach der Situation besser fühlen und sich keine Vorwürfe machen, weil Sie etwas Verletzendes gesagt haben, was Sie später bereuen. Ihr Kind fühlt sich besser und wird daher auch lieber Zeit mit Ihnen verbringen.

3 **Validierung ermöglicht, auch kritische Situationen in einer Beziehung zu überstehen.** Versuchen Sie, die Gefühle Ihres Kindes zu validieren, auch wenn es gerade eine sehr kritische Situation zwischen Ihnen gibt, Sie viel-

leicht eine negative Konsequenz setzen oder etwas Unangenehmes besprechen müssen. Gelingt es Ihnen, dann wird die Beziehung weniger unter der kritischen Situation leiden. So ist es ein Unterschied, ob Sie folgende Botschaft in erster oder zweiter Variante an Ihr Kind vermitteln:

- *Variante 1:* „Du hast in der letzten Mathearbeit eine 5 geschrieben. Ich suche dir jetzt einen Nachhilfelehrer."
- *Variante 2:* „Ich weiß, dass du schon viele Termine hast, und es für dich blöd ist, weitere Termine zu haben, in denen du dich dann nicht mit deinen Freunden treffen kannst. Ich weiß auch, dass es keinen Spaß macht, sich noch mehr mit Mathe zu beschäftigen, wo es doch sowieso ein Fach ist, das du nicht leiden kannst und in dem du dich sehr anstrengen musst. Ich weiß aber auch, dass es dir wichtig ist, den Schulabschluss zu schaffen, und du dafür leider mehr Zeit investieren musst. Deswegen möchte ich gern nach einem Mathe-Nachhilfelehrer für dich suchen. Was denkst du dazu?"

Natürlich wird Ihr Kind in keiner der Varianten begeistert sein. Die Wahrscheinlichkeit, dass es Ihre Entscheidung akzeptiert, sich von Ihnen weniger angegriffen fühlt und die Beziehung dadurch weniger belastet ist, ist in der zweiten Variante jedoch höher.

4 **Validierung macht Problemlösung, Unterstützung und Nähe möglich.** Wenn es Ihnen gelingt, die Gefühle, Gedanken oder Verhaltensweisen Ihres Kindes zu validieren, wird die Wahrscheinlichkeit höher, dass es Ihnen ehrlich erzählt, wie es ihm gerade geht und welche Probleme es aktuell hat. Nur dann haben Sie eine Chance, diese Probleme gemeinsam mit Ihrem Kind zu lösen und es zu unterstützen. Dadurch wird Nähe geschaffen.

6.9 Selbstvalidierung und Selbstfreundlichkeit

Wie bereits mehrfach erwähnt, sind Sie als Eltern von einem Kind mit einer BPS auch eigenen starken Gefühlen ausgesetzt. Menschen mit starken Gefühlen, die uns nahestehen, lösen auch bei uns starke Gefühle aus. Außerdem werden Sie vermutlich immer wieder Angst um Ihr Kind haben, falls es Dinge tut, die ihm schaden oder gefährlich sind. Vermutlich haben Sie gelernt, auf Ihre eigenen Bedürfnisse zu verzichten und zu funktionieren. Dies sind für eine Weile hilfreiche Strategien, auf Dauer könnten sie aber dazu führen, dass Sie immer ärgerlicher auf Ihr Kind werden, selbst krank werden oder verbittern. Sich selbst zu validieren und freundlich mit sich zu sein, ist die Voraussetzung dafür, solche schweren Zeiten zu überstehen und auch weiter unterstützend für Ihr Kind da zu sein. Sie dürfen nicht nur freundlich zu sich sein, es ist sozusagen Ihre Pflicht! ☺

Will ich mich selbst validieren, muss ich zunächst wahrnehmen und annehmen, was ich fühle. Ich muss meine Gefühle nicht mögen, aber ich muss akzeptieren, dass ich diese habe. Ich kann lernen, meine Gefühle achtsam und möglichst ohne Bewertung wahrzunehmen und mir erlauben, so zu fühlen. Das heißt nicht, dass ich auch meinem Handlungsimpuls folgen muss. Ein achtsames Wahrnehmen meiner Gefühle und eine Selbstvalidierung sind die Voraussetzung dafür, einen bewussten Umgang mit den eigenen Gefühlen zu erlernen. Sich selbst zu validieren, bedeutet auch, meine Grenzen zu erkennen und zu diesen zu stehen. Es bedeutet ebenfalls, sich von dem „ich sollte“ und „ich müsste“ zu lösen.

Stellen Sie sich folgende Situation vor:

Beispiel

Ihre Tochter ist lange im Krankenhaus gewesen. Nun ist sie wieder da und ist heute auf einer Party bei Freunden. Natürlich freuen Sie sich für sie. Gleichzeitig haben Sie jedoch auch Angst, sie könnte sich dort nicht wohlfühlen und sich dann vielleicht später selbst verletzen oder zu viel Alkohol trinken. Jetzt können Sie sich natürlich sagen: „Nun komm, stell dich nicht so an. Du solltest dich doch einfach nur freuen. Diese schwarzen Gedanken helfen auch keinem weiter. Warum kannst du sie nicht einfach loslassen? Andere Eltern würden das ohne Probleme tun. Du warst schon immer so ein überängstlicher Typ.“ Wahrscheinlich fällt Ihnen noch viel mehr ein, mit dem Sie sich in einer solchen Situation invalidieren können. Vielleicht weicht die Angst dann dem Ärger über sich selbst und Schuldgefühlen. Unterschwellig wird sie aber weiterhin vorhanden sein, und es wird Ihnen mit der Situation nicht wirklich gut gehen, oder? Sich selbst zu validieren und freundlich zu sich zu sein, würde möglicherweise so aussehen: „Okay, ich habe jetzt Angst. Das ist ja auch kein Wunder bei all dem, was ich schon mit meiner Tochter erlebt habe. Alle Eltern, die ihre Tochter lieben, hätten jetzt Angst, auch wenn es vielleicht Eltern gibt, die etwas dickfelliger sind als ich. Ja, ich habe Angst, und das ist schwer auszuhalten für mich. Trotzdem werde ich ihr nicht verbieten, auf die Party zu gehen oder sie 1000 Male anrufen, um zu hören, wie es ihr geht. Was kann ich jetzt für mich tun, damit ich den Abend besser überstehe? Vielleicht kann ich mich etwas ablenken und frage eine Freundin, ob sie Lust hat, heute Abend mit mir ins Kino zu gehen." Das alles würden Sie in einem freundlichen Ton zu sich sagen. Klingt das nicht besser, als sich den ganzen Abend Vorwürfe zu machen?

Unserer Erfahrung nach ist dieser Vorschlag im Umgang mit sich selbst vielen Eltern fremd. Die meisten Eltern denken, sie müssten immer für ihre Kinder da sein und ihre eigenen Bedürfnisse völlig in den Hintergrund stellen. Wir versprechen Ihnen, dass Sie selbst langfristiger zufrieden sind, und es Ihnen besser gelingt, auch freundlich und validierend für Ihr Kind da zu sein, wenn Sie lernen, sich selbst freundlich zu validieren. Wenn Sie sich ärgern, versuchen Sie, die primären Gefühle dahinter zu finden und sich für diese freundlich zu validieren. Versuchen Sie auch, sich zu validieren, wenn Schuld- oder Schamgefühle kommen. Sagen Sie freundlich zu sich: „Ja, jetzt gerade fühle ich mich schuldig oder schäme mich, weil mein Kind nicht gesund ist, und ich denke, ich hätte das anders hinbekommen müssen. Ob dem so ist oder nicht, es wird mir und auch meinem Kind nicht helfen, dass ich mich selbst zerfleische. Ja, wahrscheinlich habe ich Fehler gemacht. Gleichzeitig weiß ich, dass alle Eltern Fehler machen. Ich kann es nicht rückgängig machen. Das ist gerade schwer auszuhalten und führt dazu, dass ich leide. Was kann ich jetzt für mich tun, damit es mir besser geht?" Tun Sie dann etwas für sich, was Ihnen guttut. Ja, vielleicht klingt das paradox, denn Sie haben vermutlich eher den Impuls, sich zu bestrafen oder sich zumindest nichts Gutes zu tun, weil Sie sich schuldig fühlen.

Tun Sie es trotzdem! Dafür müssen Sie dann eventuell entgegengesetzt handeln. Tun Sie sich etwas Gutes, weil Sie gerade leiden. Egal, wer oder was schuld daran ist. Sich in dieser Situation freundlich zu begegnen, bedeutet nicht, die Verantwortung abzugeben. Falls Sie Fehler gemacht haben, leugnen Sie dies nicht. Falls Sie Ihr Kind um Verzeihung bitten wollen, tun Sie das. Dies wird Ihnen jedoch sehr viel leichter fallen, wenn Sie sich selbst validieren und freundlich und nachsichtig mit sich sind. Vielleicht geht es auch darum, sich selbst zu verzeihen. Schließlich werden Sie alles, was Sie getan haben, in bester Absicht getan haben. Heute sind Sie vielleicht reifer und haben ein anderes Wissen. Damals haben Sie getan, was Sie für richtig hielten oder was Ihnen in dieser Situation und mit den Fertigkeiten, die Sie kannten, möglich war.

Sie werden einen weiseren Blick auf Ihr Kind bekommen, wenn dieser nicht durch Schuldgefühle getrübt ist. Das heißt nicht, dass Sie sich die Schuldgefühle verbieten, das wäre invalidierend. Wenn Sie diese wahrnehmen, validieren Sie sich dafür, seien Sie freundlich mit sich und schauen Sie dann, was Sie jetzt für sich tun können. Es kann sein, dass Sie sehr traurig werden, wenn Sie nicht mehr gegen sich und gegen das, was passiert ist, kämpfen und versuchen, es zu akzeptieren. Es kann sein, dass Sie erst dann in Kontakt mit dem Schmerz kommen, der unter den vielen Vorwürfen an sich oder auch an andere schlummert. Das ist schmerzhaft, langfristig aber heilsam. Kümmern Sie sich um Ihren Schmerz und bleiben Sie freundlich mit sich. Der Schmerz wird sich verändern und heilen, wenn Sie freundlich mit sich bleiben.

6.10 Akzeptanz und Nähe

Wenn Sie ein Kind mit einer BPS haben, werden Sie bereits alles getan haben, was in Ihrer Macht steht, um Ihrem Kind zu helfen, sich anders zu verhalten und gesund zu werden. Nun wird es aber bestimmte Verhaltensweisen Ihres Kindes geben, die sich (noch) nicht ändern und auf die Sie keinen Einfluss haben. Vielleicht haben Sie Einfluss, merken aber, dass Ihre Beziehung zu stark leidet, wenn Sie Ihr Kind z.B. zu stark kontrollieren. Wenn Sie also bemerken, dass Ihre Versuche, bestimmte Dinge zu verändern, gescheitert sind oder die Beziehung zu sehr belasten, können Sie einen anderen Weg wählen. Alan Fruzzetti schlägt vor, dass Sie Ihre Energie dann nicht weiter in Veränderung und Kontrolle investieren. Entscheiden Sie sich für den Weg der Akzeptanz, kann dies zu mehr Nähe in der Beziehung zu Ihrem Kind führen.

Der Ausgangspunkt ist also, dass Ihre Tochter oder Ihr Sohn ein Verhalten zeigt, welches Sie stört oder welches Ihnen Sorgen bereitet, das Sie aber nicht ändern können. Widerspricht dieses Verhalten nicht Ihren eigenen Werten, so lohnt es sich, in Akzeptanz zu investieren. Gelingt Ihnen das, wird es Ihnen besser gehen und die Beziehung zu Ihrem Kind wird davon profitieren. Zunächst kann dies jedoch mit dem Auftritt schmerzhafter primärer Gefühle verbunden sein (Trauer, Enttäuschung, Sorge). Mit diesen Gefühlen müssen Sie angemessen umgehen, wenn Sie an Akzeptanz arbeiten. Das heißt, Sie müssen sich selbst validieren und versuchen, Ihre Aufmerksamkeit auf andere Dinge zu richten oder andere Situationen oder Personen zu finden, die Ihnen das geben, was Sie suchen. Sie können auch etwas Tröstliches tun, vielleicht finden Sie eine schöne Aktivität mit Ihrem Kind zusammen. Eventuell kann es Ihnen helfen, wenn Sie versuchen, das Verhalten Ihres Kindes aufgrund seiner Erfahrungen oder vor dem Hintergrund der aktuellen Situation zu verstehen.

Die Idee hierbei ist, sich nicht an Dinge zu klammern, die Sie nicht ändern können, dadurch viel Energie zu verschwenden und die Beziehung zu Ihrem Kind damit immer wieder zu belasten. Sie sollten versuchen, diese Verhaltensweisen zu akzeptieren und gleichzeitig für sich zu sorgen, weil Sie an dieser Stelle nicht bekommen, was Sie sich eigentlich wünschen. Dabei übernehmen Sie Verantwortung für sich und erwarten dies nicht von Ihrem Kind. Hierdurch wird Nähe wieder möglich.

Beispiel

Eine Mutter lebt alleine, die Tochter lebt beim Vater. Die Mutter fühlt sich oft einsam und wünscht sich mehr Kontakt zu ihrer Tochter. Die Tochter bereitet sich gerade auf ihr Abitur vor und hat einen Freund, sodass sie wenig Zeit hat. Die Mutter macht der Tochter Vorwürfe und schreibt ärgerliche SMS, wenn die Tochter sich eine Weile nicht meldet.

Will die Mutter diese Situation verändern, müsste sie zuerst wahrnehmen, welches ihre primären Gefühle und Bedürfnisse sind, und sich dafür selbst validieren. „Ja, ich wünsche mir Nähe und gemeinsame Zeit mit meiner Tochter. Das ist menschlich und nachvollziehbar." Vielleicht gelingt es ihr dann, auch die Situation ihrer Tochter zu verstehen und deren Bedürfnisse und Gefühle zu validieren: „Ja klar, sie ist im Schulstress und möchte gern auch Zeit mit ihrem Freund und ihren Freunden verbringen. Das ist ja eigentlich auch angemessen für ihr Alter." Durch das Verhalten, das sie bisher gezeigt hat, hat sich die Tochter eher noch stärker zurückgezogen. Die Mutter beschließt, zu akzeptieren, dass ihre Tochter aktuell weniger Zeit für sie hat. Erst als sie das tut, kann sie überlegen, was sie selbst für sich tun kann, um sich weniger einsam zu fühlen. Sie nimmt sich vor, wieder in den Chor zu gehen und sich selbst mit Freundinnen zu treffen. Die Tochter ist entlastet, weil sie keine Vorwürfe mehr von der Mutter erhält. Auch wenn die Tochter weiterhin nicht so viel Zeit mit der Mutter verbringt, wie diese sich wünschen würde, wird der Kontakt unbelastet und die Zeit, die sie miteinander verbringen, wird für beide schöner. Durch die Akzeptanz der Mutter ist wieder Nähe zwischen Mutter und Tochter entstanden.

7 Können Medikamente helfen?

Wie in Kapitel 5 bereits beschrieben ist die Psychotherapie das erste Mittel der Wahl zur Behandlung von Jugendlichen mit einer BPS oder deren einzelnen Symptomen. Daraus ergibt sich auch, dass eine rein medikamentöse Behandlung Ihres Kindes sicherlich nicht indiziert ist. Im Rahmen eines Gesamtbehandlungsplanes können aber bestimmte Medikamente zusätzlich zur psychotherapeutischen Behandlung sinnvoll sein. Diese Medikamente sollten durch einen Facharzt für Kinder- und Jugendpsychiatrie verschrieben werden, der entweder die gesamte Behandlung inklusive Psychotherapie selbst durchführt (was eher selten der Fall ist) oder in möglichst enger Abstimmung mit dem Kinder- und Jugendlichenpsychotherapeuten zusammenarbeitet. Besonders gut funktionieren solche Modelle der Zusammenarbeit in Ambulanzen von Versorgungskliniken oder größeren Gemeinschaftspraxen. Es gibt aber auch häufig gut etablierte Kooperationsmodelle zwischen verschiedenen niedergelassenen Behandlern. In jedem Fall sollten Sie sich vergewissern, dass bei einer möglichen begleitenden Pharmakotherapie die enge Kommunikation und Zusammenarbeit zwischen Psychotherapeut und Arzt gewährleistet ist.

Bis heute geben wissenschaftliche Untersuchungen wenig Hinweise darauf, dass Medikamente zur Behandlung der BPS oder deren Symptome direkt wirksam sind. Die spezifischen Merkmale der emotionalen Instabilität sowie die Problembereiche der Identität und zwischenmenschlichen Beziehungsgestaltung lassen sich pharmakologisch kaum günstig beeinflussen. Auch lassen sich riskante und selbstschädigende Verhaltensweisen inklusive Suizidalität nur sehr selten durch Medikamente verbessern. Am ehesten können bei schweren Verläufen sogenannte atypische Neuroleptika (z.B. der Wirkstoff Aripiprazol) einen günstigen Einfluss auf die Impulskontrolle haben. Dies bedeutet, dass Patienten unter der Medikation besser in der Lage sind, ihre oftmals selbstschädigen, aber zum Teil auch aggressiven Impulse nicht in unmittelbare Handlungen umzusetzen.

Eine mögliche Indikation für medikamentöse Behandlungen stellen die oft bei BPS akut auftretenden und zum Teil schweren Anspannungszustände dar. Viele junge Patientinnen beschreiben, dass sie relativ rasch und unvorhersehbar in eine sehr starke negative Stimmungslage verbunden mit extremer innerer Anspannung geraten. Solche Zustände sind oftmals schwer auszuhalten und führen oft zu Selbstverletzungen oder gar Suizidversuchen. Besonders zu Beginn einer Behandlung haben Patientinnen oft noch keine ausreichenden Bewältigungsstrategien, sodass eine spannungslösende Medikation, die nur bei Bedarf eingenommen wird, eine mögliche Behandlungsoption darstellt. Für eine derartige Bedarfsmedikation eigenen sich Medikamente aus der Gruppe der niedrigpotenten Neuroleptika (z. B. Pipamperon oder Chlorprothixen), da diese mit relativ geringen Langzeitrisiken verbunden sind. Medikamente aus der Gruppe der Benzodiazepine (z. B. Diazepam oder Lorazepam) sind zwar ebenfalls sehr gut spannungslösend, bergen aber ein hohes Potenzial für die Entwicklung einer Medikamentenabhängigkeit und sollten daher (außer im Notfallsetting einer Klinik) nicht verschrieben werden. Wichtig beim Einsatz einer solchen Bedarfsmedikation ist die Aufbewahrung sowie das enge Monitoring der Medikamenteneinnahme möglichst durch eine erwachsene Bezugsperson, unter anderem weil sonst das Risiko einer übermäßigen Einnahme oder sogar einer Selbstintoxikation gegeben ist. Zusätzlich sollte man auch auf eine zeitliche Befristung der Anwendung achten, da ein wichtiges Ziel der psychotherapeutischen Behandlung ja die Erlangung von Bewältigungsstrategien bei Anspannungszuständen ist und die Indikation zur Bedarfsmedikation somit mittelfristig nicht mehr gegeben sein sollte.

Die wohl wichtigste Indikation für eine medikamentöse Behandlung ist jedoch die Behandlung von psychischen Erkrankungen, die gleichzeitig (komorbid) mit einer BPS oder deren Symptomen bei einem jungen Menschen vorkommen. Für einige dieser Erkrankungen gibt es klare Wirksamkeitsnachweise für eine zusätzliche Pharmakotherapie und somit auch eine gute Chance auf eine symptomatische Verbesserung bei Ihrem Kind. Wichtige Erkrankungen, die oftmals begleitend zur BPS auftreten, und für die eine medikamentöse Behandlung eine mögliche Option sein kann, sind

- die Aufmerksamkeitsdefizit-/Hyperaktivitätsstörung (ADHS) und die entsprechende Behandlung mit Stimulanzien (z. B. Methylphenidat) sowie
- die depressive Störung oder die Angst- oder Zwangsstörung und eine entsprechende Behandlung mit einem selektiven Serotoninwideraufnahmehemmer (z. B. Fluoxetin).

Unabhängig davon, welche der oben beschriebenen Indikationen für eine medikamentöse Behandlung vorliegt, sollte bei einer Pharmakotherapie bei BPS im Jugendalter Folgendes beachtet werden:

- Achten Sie darauf, dass Sie und auch Ihr Kind gut und ausreichend über mögliche Wirkungen und unerwünschte Wirkungen (Nebenwirkungen) des jeweiligen Medikamentes aufgeklärt wurden. Trauen Sie sich, alle Fragen zu stellen, die sie bezüglich des Medikamentes haben, und ermuntern Sie auch Ihr Kind dazu, seine Fragen zu stellen. Es ist extrem wichtig, dass Sie sich alle gut informiert fühlen.
- Achten Sie darauf, dass Sie und vor allem auch Ihr Kind in die Entscheidung über ein Medikament einbezogen werden. Der mögliche Nutzen eines Medikamentes ist selten so hoch, dass eine Behandlung trotz geringer Motivation für die Einnahme eines Medikamentes gut zu rechtfertigen ist. Ein klares Ja zu einer pharmakologischen Therapie hingegen fördert in der Regel die Compliance (d.h. die Einnahme der Medikation nach Vorschrift) und ist daher günstig.
- Achten Sie darauf, dass Sie und Ihr Kind nicht alle Hoffnungen auf eine baldige Besserung in das Medikament setzen. Studien zeigen, dass die zu erwartenden Effekte der Psychotherapie deutlich stärker sind. Nur auf ein Medikament zu vertrauen, kann hingegen der Idee des Erlernens neuer Fähigkeiten und Bewältigungsstrategien entgegenwirken und dadurch das Erleben von Selbstwirksamkeit verhindern. Die Pharmakotherapie sollte immer nur als ein Baustein im Gesamtbehandlungskonzept gesehen werden, der alleine kaum wirksam ist.
- Unterstützen Sie Ihr Kind bei der Aufbewahrung und regelmäßigen oder situationsgerechten Einnahme des Medikamentes. Dies schützt vor möglichem Missbrauch und Selbstschädigung.
- Achten Sie gemeinsam mit Ihrem Kind auf mögliche unerwünschte Wirkungen (Nebenwirkungen) des Medikamentes. Diese sollten Ihnen und Ihrem Kind bekannt sein. Wenn derartige Wirkungen auftreten, zögern Sie nicht, die verschreibende Ärztin zu kontaktieren und sich erneut beraten zu lassen.
- Sorgen Sie dafür, dass die Wirksamkeit des Medikamentes nach einem adäquaten Zeitraum erneut überprüft wird. Ein Medikament, das nicht zu merklichen Symptomverbesserungen führt, sollte nicht unnötig lange genommen werden.
- Falls Ihr Kind eine medikamentöse Behandlung beenden möchte, kontaktieren Sie bitte die verschreibende Ärztin und besprechen das geplante Absetzen sowie das entsprechende Vorgehen. Eigenmächtiges und plötzliches Absetzen der Pharmakotherapie kann zu unerwünschten Wirkungen führen und schwerwiegende Symptome auslösen.

Wenn Sie oben genannte Empfehlungen beachten, dann kann die Gabe eines Medikamentes bei Ihrem Kind mit BPS tatsächlich ein hilfreicher und wirksamer Teil der Behandlung sein.

Anhang

Zitierte Literatur

von Auer, A.K. & Bohus, M. (2017). *Interaktives Skillstraining für Jugendliche mit Problemen der Gefühlsregulation (DBT-A)*. Stuttgart: Schattauer.

von Auer, A.K. & Kaess, M. (2022). *Borderline-Persönlichkeitsstörung* (Leitfaden Kinder- und Jugendpsychotherapie). Göttingen: Hogrefe.

Fruzzetti, A.E. (2006). *The high conflict couple: A dialectical behavior therapy guide to finding peace, intimacy and validation*. Oakland, CA: New Harbinger.

Fruzzetti, A.E. & Payne, L. (2015). Couple therapy and borderline personality disorder. In A.S. Gurman, J.L. Lebow & D.K. Snyder (Eds.), *Clinical handbook of couple therapy* (pp. 606–634). New York: Guilford Press.

Fruzzetti, A.E. & Shenk, C. (2008). Fostering validating responses in families. *Social Work in Mental Health, 6*(1–2), 215–227. https://doi.org/10.1300/J200v06n01_17

Fruzzetti, A.E., Shenk, C. & Hoffman, P.D. (2005). Family interaction and the development of borderline personality disorder: A transactional model. *Development and Psychopathology, 17*(4), 1007–1030. https://doi.org/10.1017/S0954579405050479

Fruzzetti, A.E. & Worrall, J. (2010). Accurate expression and validation: A transactional model for understanding individual and relationship distress. In K.T. Sullivan & J. Davila (Eds.), *Support processes in intimate relationships* (pp. 121–150). Oxford: Oxford University Press. https://doi.org/10.1093/acprof:oso/9780195380170.003.0005

Linehan, M.M. (1996a). *Dialektisch-Behaviorale Therapie der Borderline-Persönlichkeitsstörung*. München: CIP-Medien.

Linehan, M.M. (1996b). *Dialektisch-Behaviorale Therapie der Borderline- Persönlichkeitsstörung. Trainingsmanual*. München: CIP-Medien.

Linehan, M.M. (2015). *DBT Skills Training Manual* (2nd ed.). New York: Guilford.

Miller, A.L., Rathus, J.H. & Linehan, M.M. (2007). *Dialectical behavior therapy with suicidal adolescents*. New York: Guilford.

Literaturempfehlungen

von Auer, A.K. & Bohus, M. (2017). *Interaktives Skillstraining für Jugendliche mit Problemen der Gefühlsregulation (DBT-A). 1 CD-ROM*. Stuttgart: Schattauer.

(Auf dieser CD-ROM finden Sie alle Skills aus der DBT für Jugendliche.)

Fruzzetti, A. (2019). *Konfliktreiche Paarbeziehungen. Zu einer liebevollen Beziehung finden mit Dialektisch-Behavioraler Therapie DBT*. Gießen: Psychosozial Verlag.
(Dieser Ratgeber ist für Paare gestaltet, enthält jedoch alle Family-Skills, die auch Eltern von Kindern mit einer BPS benötigen.)

Wewetzer, G. & Bohus, M. (2016). *Borderline-Störung im Jugendalter. Ein Ratgeber für Jugendliche und Eltern*. Göttingen: Hogrefe.

Buchtipps

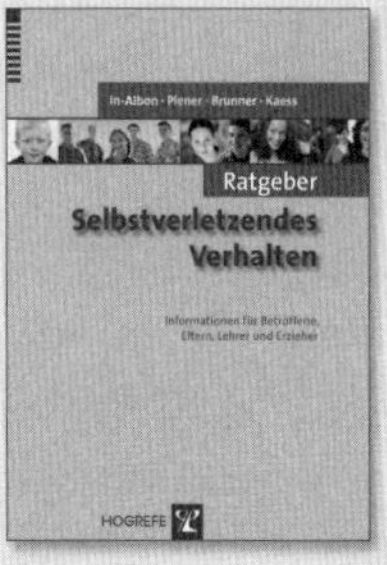

Tina In-Albon et al.
Ratgeber Selbstverletzendes Verhalten
Informationen für Betroffene, Eltern, Lehrer und Erzieher

(Reihe: „Ratgeber Kinder- und Jugendpsychotherapie“, Bd. 19).
2015, 51 Seiten,
Kleinformat,
€ 8,95 (DE) / € 9,20 (AT) / CHF 12.90
ISBN 978-3-8017-2572-3
Auch als eBook erhältlich

Der Ratgeber geht auf die Ursachen und Funktionen von Selbstverletzungen ein und erläutert, was Jugendliche selbst tun können, um selbstverletzendes Verhalten zu unterlassen.

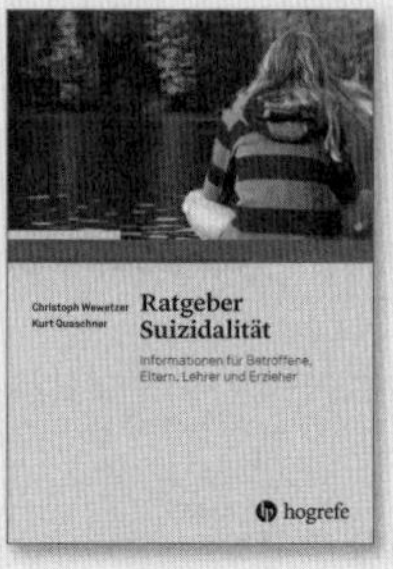

Christoph Wewetzer et al.
Ratgeber Suizidalität
Informationen für Betroffene, Eltern, Lehrer und Erzieher

(Reihe: „Ratgeber Kinder- und Jugendpsychotherapie“, Bd. 27)
2019, 56 Seiten,
Kleinformat,
€ 8,95 (DE) / € 9,20 (AT) / CHF 12.90
ISBN 978-3-8017-2923-3
Auch als eBook erhältlich

Der Ratgeber informiert darüber, wie sich Suizidgedanken und suizidale Krisen im Kindes- und Jugendalter äußern, und gibt konkrete Ratschläge zum Umgang mit suizidalem Verhalten in der Familie und in der Schule.

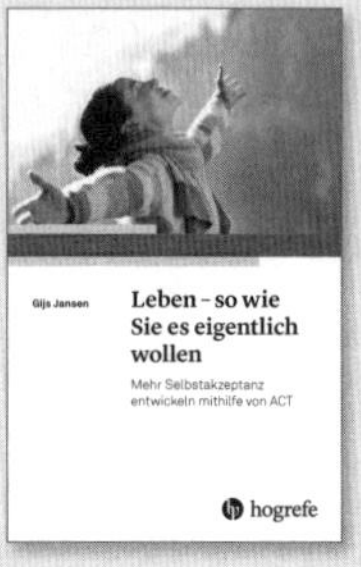

Gijs Jansen
Leben – so wie Sie es eigentlich wollen
Mehr Selbstakzeptanz entwickeln mithilfe von ACT

2022, 141 Seiten,
Kleinformat,
€ 16,95 (DE) / € 17,50 (AT) / CHF 23.90
ISBN 978-3-8017-3101-4
Auch als eBook erhältlich

Wie können wir unsere sorgenvollen Gedanken über uns und die Welt, in der wir leben, loslassen? Dieser Ratgeber zeigt Schritt für Schritt und auf Basis der Akzeptanz- und Commitment-Therapie (ACT), wie Sie sich von Ihren negativen Gedanken und Ängsten distanzieren können.

www.hogrefe.com

hogrefe